LIANAN WELLNESS CENTER

聯安30

以獨特的柔軟學與共好文化

開創全民健檢新世代

曾碧娟——口述
林芝安——撰稿

CONTENTS

目次

PART 1

以人為本 用「生命」為題經營事業（東帝士大樓）

PART

2

PART

3

1日健檢的結束 是364天健康管理的開始（小巨蛋）

推薦序一

永遠的早晨

——王文華（作家）

我是先認識碧娟總經理的人，才認識她的工作。曾總的身、心、靈，都充滿正能量。不管幾點，都維持在早晨的狀態。她總是把自己打理得很優雅，歲月過她的家門而不入。她跟人互動總是主動積極、熱情洋溢。有一次，她跟我聊起兒子要選擇非主流的職涯，而她完全支持。語氣中，充滿溫柔與包容。

所以後來當我了解到聯安追求身心靈三方面的健康時，我立刻懂了。啊，總經理已經帶頭在做了。

這本書橫跨三十年，不只是曾總這個人的三十年，也是聯安這家企業的三十年。我看書中的故事，常有恍然大悟之感。比如說一位健檢客人因為跟兒子的關係緊張，陷入焦慮。在曾總的鼓勵下，慢慢改變了對孩子的態度。看到這我想：曾總自己不也是這樣帶孩子嗎！

又比如說，書中提到健檢場所的廁所設計很重要，不只數量要多，也要在對的位置（如腸胃檢查室內要有一間廁所）。其中的原因，讓我體會到曾總的細膩。除了曾總的想法，這本書還穿插很多聯安醫師的故事。如洪育忠醫師分享他三十八歲發現自己罹癌的過程，令人警覺到預防醫學的重要。

聯安在松德路時，陽光能打到大廳。不管任何時候走過，總感覺像早晨。聯安搬到南京東路後，大廳擺了很多水果，也感覺一天剛剛開始，早餐已經上桌。而曾總不管在松德路或南京東路，每次出現，總是帶著朝陽的笑容和熱情。在曾總的世界，我看到永遠的早晨。

推薦序二

「三分鐘免肝苦！」「六分鐘護一生！」，你今年體檢了沒？

——許金川（財團法人肝病防治學術基金會董事長、台大醫學院內科名譽教授）

「三分鐘免肝苦！」及「六分鐘護一生！」都是國人常聽到的健康口號。前者提醒您只要花個三分鐘抽血驗B、C肝，就知道您是否為肝癌高危險群，後者提醒妳花個六分鐘做子宮頸抹片，可保護妳一生的幸福。

這些善意提醒的存在，代表了目前國人缺乏定期體檢的概念。人這種高等動物可能是幾千萬年前造物者打造的，應該是最聰明最先進的動物。但以現代醫學眼光來看，很多設計是不合現代人使用的。以前人類壽命短，四、五十歲算高齡，而現代人壽命長，百歲人瑞不稀奇，然而壽命一延長，許多早年設計的人體結構就逐漸出現不足與弊端。

例如中年以上癌症會悄然現身，而癌症發現早晚與否影響其治療率。此外，中年以上各種慢性病如糖尿病、高血壓、高血脂等也會逐漸浮現，如不及早發現及早治療，不僅影響生命，生活品質也大受影響。然而，當初造物者設計時忘了在人體內放精密的警報系統，因此，很多癌症病人都是等到症狀出現，已經末期才求醫。而國人日漸普遍的三高——血壓高、血糖高、血脂高，也因初期沒症狀而通常等到心臟病發作、腦中風了或尿毒症了才就醫，自己受苦，家人也跟著受難。

多年以來，監理所就規定舊車每半年要檢驗一次，才不會臨時拋錨而影響自己及他人的生命安全。同樣的道理，人一旦中年以上就好比舊車要定期體檢及保養，這是很重要的。也因此，近二、三十年來，國內許多醫院及診所紛紛推出自費的體檢，為國人健康把關。

聯安預防醫學機構的總經理曾碧娟女士，在三十年前獨具慧眼，即開始一步一腳印慢慢經營維護國人健康的大業，如今三十年卓然有成。十多年前好心肝基金會成立健檢中心，我帶領同仁多次前往取經學習，進一步了解她腳踏實地、戰戰兢兢的努力，非常難能可貴。多年來，我更見證了聯安在她的帶領下，品質日益提升，口碑也越來越好，值得恭賀。

值此成立三十週年之際，謹祝聯安預防醫學機構百尺竿頭更進一步，永遠把維護國人健康放在企業經營的第一要務，精益求精，如此不僅是國人健康之福，也是企業永續經營的磐石。

推薦序三

用真心塑造「聯安文化」，以「守護健康，守護地球」散播溫暖

——陸洛（國立台灣大學工商管理學系主任暨商學研究所所長）

認識碧娟，是在我教授台大 EMBA 核心必修課「組織行為原理與應用」的課堂上，她在班上並不顯眼，發言不多，看起來安靜且沉穩，卻會默默地關心同學，無聲無息地打點突發小狀況，讓我注意到低調外表下隱約顯露的熱情。進一步與她熟識，則是課程設計了以同儕學習為目的的小組期中報告，鼓勵來自各行各業的菁英們分享經營與管理的經驗、智慧、與反思，碧娟自告奮勇以聯安的組織變革為案例，代表他們組上台暢談自己如何在聯安導入蔬食，重塑組織文化的艱辛歷程，十年磨成一劍，終於讓蔬食成為聯安在業界難以模仿的產品特色，更成就了聯安獨特「守護健康，守護地球」的「心文化」。

碧娟的報告沒有大理論、大論述，卻是字句真摯，處處感人。我立刻聯想到他們班的晚餐，因為課程從下午延續到晚上，那學期這個班的晚餐居然都是同一家的蔬食，這在遍嚐星級美食的預設下，實在太反常了！直到碧娟報告完，我才知道，原來是她說服班上這群企業菁英們一周做一天的身體環保，大家一起吃聯安健康廚房真心製作的食材健康、美感呈現的蔬食餐盒。碧娟的低調堅持、真誠主動讓我印象深刻，也勾起我對聯安組織變革案例的興趣，特別好奇曾碧娟這個主事者如何發揮她的內力外功：她到底用什麼方法讓聯安在業界那麼超前？在聯安推廣蔬食的當下，蔬食的觀念尚未普及，而且當時在市面上買得到的素食便當，大概也都是另外一種油跟膩，並非真正的健康。對比聯安的蔬食餐點，原料呈現、創意料理、美感擺盤，我看見的，是她導入的不單純是宗教實踐的素食，而是一種飲食文化跟食、療、育的體驗，更是一種觀念與心境的改變。

組織和人一樣，具有強韌的慣性，在看似昇平時期去推動非必要的組織文化重塑是很辛苦的一件事情。尤其在沒有營運的危機、沒有強大的競爭對手的狀況下，想要改變組織文化需要有極強的決心、完備的規劃、及細膩的執行。當時的聯安在業界已被視為標竿，不論是在產品設計上、服務流程上、內部管理上，都是首屈一指，並沒有非變不可的壓力。

十年有成之後，回過頭來細想，不論產品設計、流程系統都是大家可以模仿、導入的，但所有企業最終的問題還是「人」。如果員工無法認同組織文化，就不會與組織合為一體，工作也只是生計，而非志業。若是如此，組織的營運目標與缺乏投入感的員工不會對焦、當然無法順利推進，接著發生的就不只是人心渙散、生產力下降，甚至員工離職、組織成長受阻。在大缺工、高流動的醫療健康產業，聯安的離職率是非常低的，即便在疫情肆虐的艱困時期都是如此，能夠讓員工留下來的其實就是組織文化，那些組織裡面的人都相信、都認同、都願意去實踐的核心價值，組織文化才是人（員工）與組織真正的存在價值，也是牽起員工、企業、顧客、乃至社會的那條無形卻強韌的線。

就三十年的聯安來說，導入蔬食文化的變革，看起來只是一段小插曲，但實際上貫徹的是曾碧娟總經理對聯安企業文化的在意，她走在守護健康的道路上、並把聯安變成一個真正「健康」的事業，那就是全方位的健康——「守護健康，守護地球」的身、心、靈提升。

在健檢這個產業中，從預防醫學、健康維護，到及早診斷、守護福祉，聯安不只守護人（員工與顧客）的健康，也守護大地跟社會的健康。從蔬食導入延伸出來的不只是企業文化的確立，更是企業社會責任的實踐，這一整套的論述與行動，讓聯安人有一個共同的核心的認同感跟歸屬感，才是聯安在業界屹立不搖的根基。

我認為最可貴的就是碧娟的用心做事，不喊口號，卻扎實地將「愛」的組織文化灌注到每一件小小的事情上，落地到每一個日常、每一個工作的細節、每一個流程的設計、甚至是蔬食這麼不起眼的小事情。

從一個員工到一個家庭，從一個聯安到一個社區，聯安的溫暖正在擴散，蔬食只是一個起點、組織變革也只是一個策略工具，碧娟帶領的聯安真正想要傳遞的，就是那份人情跟溫暖。這是別人難以複製的，更是聯安最特別，也最動人的「真心」所在。

推薦序四

把治癒的對象從「病」提升到「人」

——陳俊旭（台灣全民健康促進協會理事長）

三十年前我剛到美國工作時，就在日常生活中感受許多文化衝擊。尤其小孩陸續出生，有機會和內人在華州的醫院深刻體驗到和台灣當時醫院的差異，首先，我很訝異醫院居然可以和五星級飯店一樣舒適美觀，而醫護人員和病人的互動，竟然可以和百貨公司服務人員一樣親切，但卻不失專業。反觀三十年前的台灣，所有大醫院給人的印象就是清一色的白牆、冷冰冰的醫療設備、一進門就會聞到消毒藥水味，更遑論有人性化服務的感受。

曾幾何時，台灣的服務業品質越做越好，在醫療產業也是如此，尤其以健檢中心的變化最具代表，帶有示範作用，從專家本位主義，轉為以客為尊。獨立於醫院外的私人健檢中心為了能提高競爭性，除了在醫療設備不能輸給醫學中心的健檢單位之外，更必須在服務品質方面，快速提升。例如，在態度和言語上，從命令式轉為親切、體貼、關懷，在作業流程上，從繁瑣的四天三夜整合為「一日健檢」，大幅縮短受檢者的寶貴時間。

我很榮幸在二十年前返台受邀參訪台灣三大健檢中心，其中聯安診所最令人印象深刻。如今，聯安已經三十歲了！我在本書中，終於看到聯安成功的祕訣，例如賓至如歸的動線規劃、遷址後更換掉易致敏的地毯與窗簾、極重視客戶問卷表、發揮同理心去理解客戶、劇場式走位服務、曾總經理的身教言教培養出優秀幹部、精準用人建構出堅強的醫療團隊、有驚無險度過多次考驗，不但有抗議事件、天然災害，還有嚴峻的SARS和COVID-19。處處都顯示管理階層持之以恆、發自內心的細心、用心、關心、專心、愛心，以及不斷地創新，與時日進。

聯安早在二〇〇一年就睿智地跨入預防醫學領域，是第一個將功能性醫學應用出來的醫療機構。由於功能性醫學和我所從事的美國正統自然醫學有很大的重疊性與相似處，我可以理解聯安此舉不但備齊極大勇氣，也需具備超越同儕的前瞻性，不但可解決民眾許多亞健康的燃眉之急，更對全民健康的促進做出貢獻。也很高興看到聯安成立了聯欣和聯青診所，把服務內容從檢驗拓展到了臨床，而且把治癒的對象從「病」提升到「人」，這是現代醫學一個重要的蛻變，已勾勒出未來整合醫學的雛形。

總之，社會在進步，醫療也要進步。很榮幸我能在台灣醫療史的演變中，見證到聯安對全民健康的貢獻。在聯安三十而立之年，僅獻上我的祝福：有你真好，樂見下一個三十年，聯安預防醫學機構有更大的成就！

自序

堅持善念與初衷，走出預防醫學永續共榮之路

一個人走可以走很快，一群人走才能走得長遠，這條預防醫學的開創之路，至今走了三十年，路途中俯拾皆是禮物，內心感恩無限。

感謝股東創立以來始終不變的支持；

感謝聯安所有夥伴們的真心相伴；

感謝所有曾經相助的貴人相挺；

感謝客戶們信任的託付與支持。

將聯安三十創業歷程付梓成書，除了回首，更是為了傳承與共好。以始為

終，提醒自己與所有同仁，莫忘初衷，傳承聯安專業、效率、人性、完整的企業理念。共榮共好，也願無私分享創建歷程，希望對有意投入預防醫學產業的有志者，能盡到些許棉薄之力。

三十年，僅是聯安的一個節點，我們於此書回望過去，更將之當成里程點，將守護民眾、大地的健康視為己任，致力落實預防醫學，達成「關懷生命、護持大地」的永續願景。

最後，謹以此書特別獻給永遠的李文雄總經理以及林口長庚醫院醫護同仁於草創時的大力協助。

——寫於二〇二四年五月，曾碧娟（聯安預防醫學機構總經理）

PART 1

以人為本，用「生命」為題經營事業

東帝士大樓

一九九三年，聯安創立之初，正逢台灣經濟快速起飛、股市上萬點的時代，社會沉浸在繁榮經濟發展的氛圍中，但隨之而來的金融海嘯改變了一切，民眾慢慢體會到經濟並不是生活的全部，更進一步引發對人生重要順位和生命意義的思考。

當時所有的大醫院都設有健康檢查，但可能都需要排上三個月以上才能預約到，市場有需求，但是並沒有被滿足，這才促成了聯安的成立。不僅如此，聯安強調與傳統的治療醫學有別，致力於扮演觸媒的角色，希望讓社會上大眾注意到更基本的層面，也就是「生命的本質」；從透過健康檢查聆聽自己身體的聲音開始，進一步慢慢了解自己，並擴展至家人到公司。

健康檢查聽起來好像是個冷冰冰的名詞，但對聯安而言，健康檢查是對身體和生活型態的一次回顧，回顧飲食、作息、處理壓力的習慣等等，藉由檢查的指數反應、還原民眾的生活面貌，並從這份成績單，幫助民眾了解背後的生活，協助修正、調整，積極從事健康管理。這張成績單不是為了考試，而是跟生命有關，讓民眾更加重視、在乎自己。

「最終推動我的，是心中的使命。」從草創時期就投入聯安的曾碧娟總經理感性告白，她對健檢始終懷著憧憬與夢想，為了實踐心中真正理想的健檢模式，她秉持醫護專業、在一萬零九百五十個日子裡如同母親守護珍愛的孩子般，日以繼夜所思所想的都是如何讓聯安更好，一路走來從未改初心。

韶光荏苒、日月如梭，當年那初生的幼嬰，一轉眼已三十而立。在預防醫學界的專業也為海內外許多醫療專業人士所肯定，紛紛前來聯安診所取經，一向秉持共好心念的曾碧娟總經理也不藏私地首度提筆書寫這三十年來的經營信念及生命體悟。聯安三十年的歷史扉頁，就從她在北部一家醫學中心擔任護理長說起……

向理想前行，擘劃健檢新時代

護校畢業時，還以為自己會一直待在第一線，衝鋒陷陣、盡力為病人服務，卻沒想過竟會一腳踏入健檢產業，一投入便是三十年。或許生命便是如此，在某些重要節點回望，才明白一路的經歷，都是在替未來鋪路。

我曾在林口長庚醫院任職近十五年，在開刀房恢復室、急診室、健檢中心累積了豐富的經驗，直到一九九三年才離開。期間，主管指派我接任健檢中心護理長一職，並安排我參訪北部各大醫學中心的健檢中心，多方觀摩學習。這段經歷後來也成為我經營聯安的基石，並為聯安的健檢品質樹立了如同醫學中心等級的標準。

當時，長庚的健檢中心便採取醫檢分離，不同於有些醫學中心，受檢者得在門診間東奔西跑才能完成，長庚則專門有一個樓層供健檢使用；另外，也不同於某些醫院的健檢報告是由住院醫師負責解說，當時長庚的報告解說由各科別主治醫師負責，且都是從醫經驗相當厚實的V7等級（第七年主治醫師）者擔任。

也因為那些時日的經驗，當一九九三年安法診所王桂良院長推薦我到聯安診所，與當時的李文雄總經理一同建構一家健檢中心時，我的所思所想全是醫學中心灌注給我的扎實訓練，這些標準沒有打折的空間，只能更好。

坦白說，決定到聯安這間正待開創的健檢機構，我心裡難免也有些不安，畢竟當年的我已經在長庚工作十五年了，身邊的一切都很穩當，而且待在知名大醫院相對有保障，福利也很好，若改變職涯，等於是拋掉過往的累積，不只家人不贊同，我對於未卜的前程也有些忐忑。

最終推動我的，是心中的使命。在急診室的經驗，讓我看到很多疾病其實更早預防就能避免憾事；在長庚健檢的經驗，讓我知道，若能有一個場域專為受檢者服務，那麼受檢者將得到更好的服務，懷著憧憬與夢想，也為了實踐心中真正理想的健檢模式，我決定踏入聯安。

用醫學中心專業標準，首創一日健檢

我在長庚健檢中心服務的八個月裡，經常在工作時暗自思索：「怎麼做可以讓受檢者更便利？讓整個流程更順暢？」如果今天有自己獨立的檢驗室，客戶的血液或尿液報告就不用因檢體過多而等太久；如果各科醫師能集中在同個空間，客戶就無需為了去各診間做檢查而浪費時間走來走去，而且客戶完成健檢及聽報告的時間就可以再縮短些……時不時，腦海中會浮現各種流程鋪排，假想著這樣做或那樣改，能讓客戶更舒適寬心、更有效率。

醫療來自人性，唯有將「人」放在心中，不斷思考怎麼提供客戶更好的「服務」，才能真正做好健檢，也才是讓聯安立足於業界的關鍵。以前在大醫院，內部分工細，因此如果想推動某些改革或優化某個流程，其實並非易事，且畢竟醫院重點在於急症醫療，以搶救、救治生命為優先，服務並非首要。

所以決定來聯安的時候，我內心清楚，聯安的配置除了要跟醫學中心的健檢單位有同等級的醫療設備與專業人才之外，更需要有更好、更專業的服務。

我不想流於競逐硬體設備，也不想只利用花樣百出的行銷手法吸引客戶，如果眼光純粹關注在有形的資產上，只會淪為與同業進行軍備競賽的境地，你有、我也有，無法形成特色，更無法做出差異化。

總之草創時我們就確信，要能於業界立足，甚至優於醫學中心的健檢品質，提供服務的深度與廣度絕不能少。除了堅持專業第一，以全面且多元的健檢項目滿足客戶需求外，更要以服務取勝。當時我與李文雄總經理看到醫療界可能忽略的地方——醫護人員可以提供專業醫療技術服務，但是傾聽顧客心聲、提供人性化的服務滿足客戶，可能就是聯安能否永續經營的立基所在。

尤其聯安當時只是一家專做健檢的診所，背後並無醫院門診等資源支援，李文雄總經理與我內心非常清楚，要能與醫學中心的健檢比肩，就得把可見的劣勢轉化成優勢，並盡可能增加競爭力，才能讓聯安於市場一枝獨秀。

當時聯安的第一個創舉，便是打破社會對健檢的慣性思維——創立一日健檢，推出六小時高效率健檢服務，並打造醫檢分離的健檢環境，讓客戶體驗最專業的美式健檢服務。創新的服務型態在當時也引來媒體爭相報導。

「從聯安診所場地布置的細膩就可以窺見一二，診所每個轉角都有精美的小瓶插花或綠草，門堂接待處更有鮮綠的蘋果，顧客可以隨意拿起來食用，整個場地的燈光、桌椅都營造幽靜、優雅與放鬆的氛圍，充分流露以顧客至上為導向的經營方式，和一般醫療機構不一樣。」早在當時聯安就帶動這種另類的醫學服務模式，營造人性與溫馨的氛圍，希望來到聯安的客戶都能賓至如歸。

八〇年代，多數人習慣在大醫院接受健檢，但曠日費時，至少需三天兩夜或四天三夜才能完成一整套的健檢項目，但根據我多年在臨床第一線的觀察，其實健檢真正所需時間，一天足矣。會需要這麼多天，主要是大醫院本就以疾病醫療為優先，檢驗部門通常不會優先處理受檢者的檢體，因此做各項檢驗、檢查都需排隊等待；此外，要讓各科醫師優先配合健檢服務也有困難，門診、進開刀房、巡查住院病人是醫師最重要的工作，因此受檢者需要等醫師有空檔才能排入；另外如果受檢者需會診其他科，還得離開健檢中心去不同樓層的門診等待；聽解說報告到一半也可能會被中斷，因為醫師得趕去診治緊急病人……

既然癥結在流程，那麼只要設計到位，就有辦法提供既專業又迅速的健檢服務。這也是為什麼聯安創立初期即以「一日健檢」為號召，強調一日即可完成健檢及當日便可解說報告。我們有自信，聯安能夠完成這項以往被視為「不可能」的任務。

當然，這樣突破性的設計在當時引起不少討論，甚至一位台灣醫管界的重量級前輩在接受記者採訪時，搖搖頭、語帶保留地反問記者：「你覺得一日健檢做得起來嗎？」

意思很清楚，對於聯安提出的一日健檢服務模式，他認為不可行。

但事實證明，聯安做到了，且提供的專業度絲毫不遜色。客戶不只在六小時內能完成一套完整的全身健檢，而且環境、專業度都備受客戶肯定。

除了制度面的建立，選購醫療設備、資材、擬訂價策略、規劃全身健康檢查方案的內容項目、設計檢查流程、診所內空間設計、動線規劃到員工教育訓練等等，也讓我費了不少心思。儘管幾乎天天都有挑戰來到面前，但我把考驗當學習，在過程中自我摸索，帶著同仁們一起成長。

以選購檢查設備來說，由於聯安設定的全身健康檢查內容項目比照醫學中心，購置的醫療設備當然也必須是醫學中心等級，但來到聯安我才知道，原來診所跟醫學中心完全不一樣，即使我透過醫學中心的採購窗口引薦，但因為採購量差很多，因此廠商也不一定能用同樣的價格出貨，所以我需要學習議價，勢必採購到符合醫學中心等級的各種檢查設備，提供客戶最好的檢查品質。

健檢項目的定價也是與李文雄總經理討論後，由我親擬。一開始聯安便決定要走高階健檢的路線，主打完整的全身健檢方案，讓客戶能在一天的時間，便滿足自身完整的健康需求，並納入前瞻性的檢查項目，儘管定價會比醫學中心稍貴，但檢項上能依照客戶需求以及應注意之面向思考，因此除了常見的檢查項目外，更搭配一些醫院當時沒有的檢項，只希望能夠提供不同於醫院，更全面的健檢服務。

以腫瘤標記舉例，當時在臨床上主要用於腫瘤的術後追蹤，然而我們考量到其實腫瘤標記也可作為預防之用，成為第一道警訊，故反其道而行，於健康檢查方案中納入腫瘤標記的檢查，算是業界相當創新的作法。

另外空間設計也是一門大學問，如何讓每個檢查空間都能獨立使用、受檢時井然有序，是我們的一大考驗。除設計上必須美觀而溫馨，最重要的，是各科別空間的位置必須與健檢流程吻合，才能讓客戶受檢時不會疲於奔命，又不會受到其他檢項影響。

就這樣，一九九三年十月聯安開幕，院址座落在敦化南路上的金融商圈東帝士大樓內，團隊們不斷精益求精，慢慢雕琢出聯安特有的樣貌。

從零到一開始啟航，看見沒能滿足的需求

健檢必須符合人性，我每天都會思考：「我喜歡被怎樣對待？」我發現在醫院常把做健康檢查的人當病人，因此一開始聯安就定調：來到聯安的都是健康人或亞健康人、所有人都是「客戶」。既是客戶，自然要端出家中最好的服務。而彼此的關係不一樣了，所流露出來的關心與服務，也能更加由心而出，這也是很多人問我聯安的服務為什麼能做得如此親切、自然的關鍵因素。除此之外我也認為，想提供以人為本的服務，不應只體現在健檢項目、流程設計，空間規劃也該一併考量。

想讓醫檢分離的健檢環境舒適自在，空間規劃非常重要。例如客戶進大廳報到之後的動線如何設計、怎樣能讓客戶在最短時間內更換健檢服、每一個診間內需要哪些設備、哪些空間需預留醫療器材洗滌區、候診動線如何規劃、途中哪個角落需設置洗手間等等，唯有流程與空間規

劃一致，才能有良好且舒適的健檢體驗。在正式進行空間規劃前，我先在腦袋構思完整流程，才跟設計師溝通設計概念。

當年在東帝士大樓，儘管坐擁三百坪的空間，但想逐一規劃、落實心中理想時，空間仍有些侷促，例如，客戶來做胃鏡跟腸鏡（註：成立初期腸鏡只提供直腸鏡檢查服務）檢查，本來是想將檢查室分開，但因為空間有限，只好把胃鏡跟腸鏡的檢查擺在同一個房間進行。

考量胃鏡檢查需要空腹，所以得先讓客戶做完胃鏡才做直腸鏡，但隨著客戶愈來愈多，有時會出現一種狀況，那就是僅要做直腸鏡的受檢者，必須等胃鏡檢查的受檢者全部做完，才能進入房間做檢查。

儘管當下囿於客觀環境的限制，並無法解決這一困境，但我始終將此記掛在心中，只待日後時機到來，能有效、精準地改善。隨著聯安口碑與好評不斷，客戶數量快速增加，整體空間實在不敷使用了，才終於決定搬遷，那年是二〇〇〇年，聯安也已七歲。

費盡心思，四處尋覓合適地址，同時要考慮交通便利、坪數夠大、水電管路足夠裝設數量龐大的如廁空間、逃生與安全等條件得符合醫療法規，老實說確屬不易。還記得那時每天忙裡忙外，抽空到處看建物，才總算拍板，決定落腳在信義區松德路附近。新址有六百坪之大，足足是原址的兩倍。

這時我們已累積了不少健檢經驗，加上多年來，我習慣親自在現場觀察、進行走動式管理，再透過與客戶互動，蒐集意見反饋，持續調整各項服務，因此可以從更體貼客戶的角度調整空間設計。

如前述提到的胃腸鏡檢查，這幾年我在現場服務客戶時發現，現代人壓力愈來愈大，因此腸胃問題很多，加上大腸癌發生率也逐年攀升，在預防醫學領域深耕多年的我了解，當時提供的直腸鏡檢查已經無法滿足客戶健康所需，因此引進更深入的腸胃檢查勢在必行。趁著搬遷新址，我們進一步導入乙狀結腸鏡與大腸鏡的檢查，並導入無痛內視鏡，希望讓客戶對於侵入性的內視鏡檢查不再因心生恐懼，而讓健康有所缺漏，且能提供更符合需求、安全無虞的服務。

既然要提供無痛內視鏡檢查服務，就需要周邊配套。考量到客戶在家喝完瀉藥、來到這裡等待時，容易因腹瀉而需頻繁上廁所，所以增設更多洗手間又變成一個空間設計的難題。但為了讓客戶更便利，這是不得不的改變！因此進行空間規劃時，特意請設計師進行廁所管線等調整，以特別增設更多洗手間；同時增加更多腸胃鏡檢查的房間，讓客戶等候腸胃鏡檢查的時間可以大幅縮短，提升顧客滿意度。

但很快的，隨著企業團檢人數急速上升、個人健檢數量穩定成長，促使我繼續思考，日後可以怎麼讓不同的客群都有舒適的體驗？如何能夠在提供專業醫療服務的同時，讓每位客戶都能夠賓至如歸？

因此二〇〇八年，聯安搬到有一千坪空間之大的南京東路現址時，我便設計讓個人健檢與企業團檢分流，使各自有獨立使用的空間。此外我把婦科檢查的場所規劃在比較隱密的位置，讓女性受檢者們擁有更多隱私空間，同時再度調整候診動線，也增加更多廁所，並根據客戶意見調查，全部裝設免治馬桶。我相信，唯有以人為本出發的人性化空間設計，才能讓客戶健檢的每分每秒更有效益。

但不僅客戶對於空間上有所需求，更重要的是也要考慮到聯安同仁們工作時的便利性。我觀察到，醫師執行完腸胃鏡檢查工作後如果要如廁，得先把隔離衣物一層層脫掉，再特意走出腸胃鏡室外才行，回來後還得再層層穿上才能繼續工作。

所以我請設計師重畫草圖，在腸胃檢查室內專設一間廁所，專供醫護同仁使用，而同仁們也回饋，這項改變不僅降低不便性，也不會因為掛心讓客戶久等而總是行色匆匆，大大增加便利性與工作效率，也讓醫護同仁感到窩心。

劇場式走位服務，讓服務有溫度又專業

打造舒適的健檢空間是基本考量，每次設計時，我總希望把最好的空間區域留給客戶使用，例如松德路院址的大廳有塊區域，陽光能直射入室，空間明亮舒爽，我便把這區規劃給客戶休息使用。但我無法只滿足於提供客戶舒適便利的休憩空間，長期受醫學中心訓練的我更看重醫

療安全，各項檢查的風險評估，也須一併納入考量。

比如我會設想，客戶做無痛內視鏡檢查後，如何在最短時間內將客戶推送到恢復室，除了得計算推床時所需要的移動空間，同時也必須考量在處理客戶緊急狀況時，如何設計才不會干擾或驚動到其他正在檢查或候診的客戶。

又例如聯安在東帝士大樓啟用時，空間設計雅致，不少地方都鋪設了地毯，走起路來不只輕柔舒服，搭配窗簾色系與燈光擺設等設計，更讓人覺得溫暖舒心。可是我漸漸發現，有些客戶會因為診間的地毯而引起過敏、打噴嚏、鼻子癢，窗簾布也不太好清洗，從感染控制的角度，這些可能都需要進行調整。所以趁著搬遷至松德路時，聯安全面拿掉診間的地毯、減少過敏原。

大處著眼，小處著手，每道環節、每個細節都細細思索，因為醫療攸關生命，絲毫不能打折扣。

幾次搬遷的過程，不論機構內部或外部，總有些人不太能理解為何我在許多地方如此堅持，比如環境規劃、又比如服務的方式，但其實一切的考量始終秉持兩個原則，一是如何提供最專業的醫療服務，第二則是客戶至上。

我內心經常思索著：「客戶還需要什麼？有哪些地方能持續改善？有什麼地方被我們忽略了卻是客戶在意的？」我很注重客戶意見，每一個建議或抱怨，都代表我們還有努力的空間，還可以持續成長，不斷精進。

所以我經常會去收集客戶問卷表，一張一張檢視，有時則是透過跟客戶現場互動聊天獲得立即的回饋。一樁樁、一件件，無論好壞我都放在心裡，只待時機成熟，便立刻著手調整改善。

當然，難免會遇到有些客戶表達時較為情緒化或不理性，但我相信這並非惡意，而是提醒著我們秉持「同理」的心態去理解客戶。

當然，推動這份理解並非易事，尤其聯安初成立時，有些護理人員年輕沒經驗，有時客戶講話稍微大聲、抑或是帶入了情緒，同仁便可能會感到委屈。有一次，我人在現場，觀察一陣之後，決定出手緩頰。我半開玩笑對客戶笑著說，你講話這麼大聲，會嚇到人啦。

沒想到，客戶卻回我：「啊我就生病了啊。」

當下我立刻順勢關心，詢問客戶的身體病況等等，逐漸地，他的心房也慢慢向我敞開，才知道原來他身體已不適多日，檢查又得知罹患胃癌，因此心情掉到谷底，才一時情緒失控，對著護理人員咆哮。

我把這案例帶入員工訓練課程，請同仁練習角色互換，多一點同理心，學習在短時間內轉念。慢慢地，同仁們再遇到不講理或口氣差的客戶時，會自然而然調整心情，讓自己保持平穩且和顏悅色，耐心以對。因為同仁們知道，眼前這位客戶可能生病了，也可能公司或家中有些狀況，正逢情緒低潮，需要更多體恤。

我也曾遇過客戶急著想要完成檢項，因此對待同仁的態度相當不耐煩，甚至口氣很差。進一步關懷，才明白客戶之所以口氣這麼衝，是因為家人送急診，因此他才想快點結束健檢。藉由此個案，我請同仁們推己及人，想想自己是否也曾有因為著急而導致口氣不佳的時候？是否也曾有急事發生而控制不住情緒的時候？

為了能更加貼近客戶的心，讓服務的真諦能深入大家的心中，聯安開始重視「劇場式走位服務」，強調工作人員除了服務，還要對當下的時間和空間有感覺、顧慮人的情緒。發想這個名詞的是李文雄總經理，喜歡看戲劇表演的他，從劇場走位得到靈感，導入概念，逐漸發展成為聯安的健檢服務特色之一。

「客戶早上七點來報到的時候，當時的他在想什麼？你知道他來健檢的目的是什麼嗎？」從第一現場的實況，我們請工作同仁要隨時進入「劇場」：客戶也許已經因為檢查需要禁食而一個星期沒能好好吃飯，面對可能的檢查，一定緊張很久了；也許最近親人得到癌症，或是有家屬因病過世了，心中埋藏著恐懼；也許他一直覺得不舒服，可是去醫院去很多次也找不到原因，帶著忐忑不安走了進來。所謂劇場式走位服務，對客戶的關注，必須從有形的位置延伸至無形的心理狀態。

現場醫護服務人員每天記在心裡的潛台詞還有：在客戶走入診所前，我們有沒有準備好接待客戶的所有狀況？客戶為了檢查大腸鏡已經飲食控制好幾天、也緊張好幾天，一定很不舒服，可能也沒有體力，所以臉色不見得很好，你難道還只是照本宣科，只求按標準作業程序要他排隊辦理健檢報到？

進來報到、換衣服、開始抽血，流程往前推移，一項一項檢測，然後做腸胃鏡、麻醉、甦醒，直到前往用餐，每一步驟、每一個時間，護理人員都會仔細拿捏和客戶的對應關係，因為在這裡，接待的是客戶，而不是病人，也不是所謂的「案例」。所以我常向工作人員說，要能傾身、傾心，傾身貼近生命，傾心真誠地把客戶當成家人般服務。

可以說，同理心奠定了聯安的企業文化，更成為我們服務的基石，溫暖、友善、人性化成為聯安服務的特色，多年來始終備受客戶肯定。

篳路藍縷，踏實邁進

聯安草創時，面臨到最棘手狀況，便是找不到醫護人員。

當時社會還不重視健檢，健檢機構也不多，有健檢工作經驗的人非常少，即使有也未必想離開醫院去一家新創的診所服務；此外，在醫院有健檢工作經驗的護理人員要不都稍微有了年紀，不然就是很資深，這些資深護理人員可能待過病房，甚至照顧過許多VIP自費病人，但這跟在健檢機構處理或服務健康的人，工作方式與服務態度是很不一樣的，因為我們服務的客戶是來「找健康」，而非「治疾病」。所以即便我有十五年的臨床經驗，認識不少醫護人員，卻很難招募到符合我理想標準的同仁。

人才難尋，怎麼辦？

我當時也只能不斷應徵、面試。

原本心中盤算的招募標準，是至少要有在醫學中心工作二到三年的經驗，後來發現這標準在當時似乎過高，加上從用人的角度來看，其實只要能養成正確的心態，同仁便有機會好好服務客戶，因此我將標準重新改成放在心態養成上，希望招募到的成員都願意把客戶當成自己的家人服務，肯邊做邊學。

於是年輕生力軍慢慢增加，我天天到健檢現場，手把手教這群毫無經驗的護理師們如何詢問客戶的健康檢查問卷及病史、處理異常事件、如何關懷客戶、噓寒問暖、拉近距離、如何抽血不會讓客戶瘀青腫痛……慢慢訓練他們學步、飛翔，終至獨當一面。

帶人更要帶心，因此除了醫護專業外，非醫護專業的事情我也不敢輕忽，大至待人處事的原則，小至同仁心情的起伏我都記在心上，並適時地提點、關懷，希望在各方面都能引導同仁成長。

記得當時我會在口袋隨身放支口紅，看到氣色不好的同仁，若他願意便會提供他使用、補點唇色讓自己更有朝氣，也會提醒他們日後可隨身攜帶口紅並注意儀容；為了教導同仁如何向客戶進行衛教，下班後我跑去各家診所，收集各種衛教宣傳單，拿回來做功課，再製作成適合聯安的衛教單張，並細細教導同仁……一字一句，我毫不保留地傾盡所有，只為了與同仁一起攜手向前，讓聯安這棵小苗，終有一天能長成參天大樹。

思考轉個彎，破除慣性盲點

對不少醫護人員來說，來到機構最大的挑戰，便是以客為尊的思想。在聯安不同於在醫院，許多事情都得由醫護人員協助，比如端餐給客戶，又比如超音波前使用的凝膠得先預熱加溫，才不讓客戶覺得冰冷不適等等。

曾經有某位護理師來應徵，自述以前在醫院、診所工作時只做醫護份內事，因此無法接受還得服務客戶、端餐給客戶的行為，至今我仍記得她說：「感覺自己來聯安工作，變得很卑微。」

同樣醫護出身，我卻不覺得服務客戶是種卑微，而是一種更貼近客戶、了解他們需求的方式。我常告訴團隊成員：試想一下，客戶一年才來聯安一次，如果有一位遠道而來的朋友一年才來你家一次，你會用什麼態度迎接他？用怎樣的表情接待他？例如端餐點給客戶，也許有些人會覺得護理師為什麼需要端餐盤，但我認為護理師端餐跟一般人是不一樣的，如果有足夠的醫護專業訓練，可以從客戶取餐、用餐時的樣貌來看出一些端倪，比如客戶的營養狀態是否可能因為飲食偏好而導致營養缺乏、客戶是否因不舒服所以沒胃口，藉由端餐之際，用心觀察可以讀出容易被忽略掉的身體訊息，對健康管理也很有幫助。同樣一個舉動，一旦轉個彎思考，做起事來，心情格外大不同。

而醫護人員心態的養成，除了服務客戶的想法轉變外，更重要的是如何與客戶互動。單就打招呼一事，便困擾同仁已久，在醫院大家都以處理事情為重，病人來了便掛號、看診，誰也沒心情多問幾句，然而來健檢的客戶不只是來找疾病，更多的人是希望來找健康的，因此關懷與招呼是重中之重。

為此，每天一大早，我會在客戶陸續報到完畢後，請所有同仁暫時中斷手上工作，讓我對客戶講講話。

我會站在所有客戶面前，面帶微笑，用充滿活力的聲音說：「各位親愛的貴賓們早安，我是聯安診所的副院長碧娟，護理人員出身。今天很高興您們來到聯安診所了解自已的身體狀況，大家都是有健康觀念的人，待會我會跟各位介紹您們的主要照顧護理師，今日所有的健檢項目將由護理師為您一對一帶領安排，各位只要放輕鬆，好好享受今日的健康之旅，有任何事情都可以請護理師協助……祝福大家有個愉快的一天。」

到了下午，我又會站出來，跟所有現場客戶再做關懷：「大家辛苦了，做完一天檢查，待會就要開始聽解說報告，今天我們安排了某某科別的醫師們為各位講解，各位如果身體上有任何不舒服或疑惑的地方，都可以諮詢醫師們。今天，您們來做健檢，未來，聯安就是您醫療諮詢的好朋友，日後有任何醫療問題，都歡迎打電話來……」

詳細了解客戶病史，給予更專業的建議是聯安重要的服務核心，當時同仁們因經驗不夠、不知道怎麼詢問，所以我也會親自示範，比如說有客戶表示會胸痛，我會追問：「是什麼時候開始痛的？怎麼個痛法？這痛會不會延伸到肩膀？」或者客戶主訴曾經車禍過，我就會問：「當時意識清楚嗎？腦部有沒有出血？」問法不同，客戶給予的答案當然也不盡相同，我們在專業上給予的建議就會大不相同。而我也會臨場判斷是否要建議客戶加做更適合的檢查項目，以符合客戶健康需求為優先考量。

由於長年在醫學中心急診室工作，各種疾病我大致都能掌握，所以只要看到客戶有寫病史紀錄，我就會一一找客戶再詳細追問，我的目標很清楚，就是要幫助每位客戶的錢都能花在刀口上，避免疏漏該做的檢查，同時也能親身示範，讓沒有經驗的護理同仁學習該怎麼問、看到哪些疾病必須追問哪些必要問題等等，當然我也會臨場小考同仁，以便隨時加強大家的專業能力。

而關懷客戶的最大難關，莫過於客戶剛來聯安，與素昧平生的護理師面面相覷時該如何破冰。記得當時我在現場常常會觀察到同仁在引導報到完的客戶去更衣室時，一路安靜無語的場景。而沉默又會帶來尷尬，也容易讓原本就帶著緊張來健檢的客戶，情緒更加緊繃。

好的服務藏於細微處，只要代人著想多一點點，看似稀鬆平常的動作，也可以讓人感受增溫、服務加值。單就引導客戶更衣一事，不該只是單純帶路，而是可以在帶客戶去更衣間途中，簡單問候幾句，同時也有助於客戶放鬆心情。

身教往往比言教來的直接，我只好又再度上陣，以親切的態度示範給同仁看，於是在現場，常常會看到這樣的景象：

「蔡小姐早安，您今天最早報到耶，六點五十就到了呢，請問一下您今天幾點出門呢？從哪裡來的呀？」

「高雄。」

「您從這麼遠的地方來啊！前一晚到台北的嗎？謝謝您這麼支持聯安。」

「今天外面雨很大，今天來的途中都還好嗎？真的辛苦您了。」

「今天突然變天了，台北比較冷，要記得做好保暖喔！」

「等一下換了健檢服，如果會冷，可以跟我們說，我們會拿背心給您。」

藉由與客戶的對話，我實際「演」給他們看。透過天天「臨場演出」，身教言教，讓同仁知道我永遠支持著他們，是他們最堅強的後盾，我希望成為他們的定錨，不論發生什麼樣的事情，他們都知道永遠有我的陪伴，我們是一個團隊，能互相協力，給予同仁安心的力量。

日復一日，青澀、缺乏歷練的年輕同仁們也愈來愈有自信，純熟持穩。就這樣，我慢慢帶出一批資深幹部，他們都能獨當一面，頗有大將之風。我知道，他們都長大了。

原來真正的服務，是由心把客戶當家人

聯安診所　企劃部副理　謝勤燕

以前在臨床實習時，認為醫院主要是減輕病人問題，提供醫療救護及治療，對於醫療人員的角色，總覺得病人是有求於我們、需要我們，且醫療事務常常忙碌又緊急，在面對病人不斷催促之際，態度上難免會顯露出不耐，口氣也是直來直往。

剛到聯安工作時，真的不知道服務是什麼？如何服務？何謂以客為尊？又為什麼需要服務客戶？

真正學會及了解「服務」是什麼，是這三十年來在曾碧娟總經理的帶領下，一點一滴慢慢累積起來的。她總是有滿滿的熱忱與能量，對待每一位客戶，都能展現貼心、適時又自然的態度，真正做到天使般的服務。總經理的言傳身教隨著時間滲入我的日常、我的工作習慣，也改變了我的心態。

數十年如一日，總經理都在第一線關懷客戶、為我們親身示範服務怎麼做，也許是觀察客戶的表情、也許是聆聽客戶的聲音，她用最溫暖的態度回應客戶，更讓我們知道，如何依照不同的時間、空間、服務對象的不同給予不同的對應，如何使用同理心與換位思考的能力，熱忱關懷客戶。

於是我總策勵著自己，要跟總經理一樣，讓客戶也感受到我的用心，用同等的熱忱付出、讓客戶每每來到聯安，都能有「家」一般的溫暖。

三個原則，建構聯安服務文化

聯安成立初期除了護理師難找，醫師也很難尋。近十五年的時間，除一名專職醫師外，其餘的幾乎都是兼職醫師。即便如此我依然堅持聘任標準：具有專科醫師證照、已達主治醫師資歷，並且依照需求聘請家醫科、胸腔內科等各專科醫師。再怎麼難找人，我也堅持不降低聘用標準，因為讓客戶享有最專業且安全的健檢服務，是聯安不變的堅持。

也因為這樣的堅持，每日我都因為人力調度而殫精竭慮，彈性根據每日預約人數以及健檢項目，調整、安排當天來值班的各科醫師。當時最大的挑戰之一，是每天的客戶數經常會變動，有可能客戶臨時取消或新增，同仁卻來不及告知我，也可能是醫師臨時有狀況無法看診，必須趕緊找其他醫師來支援等等，狀況不少。

我生性樂觀，篤信上天不會給人過不了的難關，事情來了就想辦法克服，冷靜應變，關關難過關關過，總有辦法能跨越眼前的障礙。首先我叮囑同仁們，往後只要有客戶取消預約，請務必提早讓我知道；而為了完全掌握每日預約的報到人數，同仁得依照規定，定時打電話或發通知跟客戶再確認，一方面可讓我有充分時間調度醫師人力，也可確保當天每位客戶都能獲得高品質的服務。

在醫師調度方面，我當仁不讓，如果遇到需要加派人力的狀況，就靠著自己過往在醫界累積的人脈和交情致電拜託。各科別都起了頭之後，再透過醫師幫忙介紹其他醫師，一位、兩位、三位……慢慢累積醫師人脈。而隨著聯安口碑逐漸傳出去，也愈來愈多醫師樂意加入，自然地，我手邊能調度的人力資源也日益增多。

回想創立時期，即使天天忙於調度人力，竟也每次都能化險為夷。

好幾次在為隔天的醫師人力傷腦筋時，晚上就會接到其他醫師的救援電話，他們總二話不說，願意騰出空檔來協助。我內心充滿感恩，真好，有這些貴人的協助，真好，我們又過了一關。

但也由於醫師來自不同醫院診所，另一種挑戰也油然而生。不同醫療院所本就有各自的企業文化，基礎訓練和某些醫療處置也未必相同，加上不同醫師有不同的脾氣與做事習慣，不見得可以很快融入健檢服務氛圍。尤其聯安特別強調人性化的服務，若不了解此文化，難免在與客戶互動過程中可能擦槍走火、引起誤解。

曾有一次，我收到客戶投訴醫師的態度。了解後發現，原來是有位醫師在解說報告時神情較嚴肅，或許是認真思索時眉頭微微皺了一下，卻被本就易緊張的客戶看到，以為大事不妙，心跟著揪緊，直到聽到最後才發現沒太大問題，覺得自己白白受到驚嚇，心裡不舒服。

還有一次，有位醫師解說時，眼睛從頭到尾盯著電腦螢幕，幾乎沒有正面直視客戶，因而讓客戶產生不受重視的感覺。我深入了解後發現其實醫師沒有惡意，這是他過去多年在醫院工作時習慣所致，醫院候診病人多，醫師往往緊盯電腦螢幕，打病歷、開藥，他們努力把握每分每秒，因此較少給予溫暖的表情與目光接觸。

然而站在客戶立場，健檢是為了更了解自己，而非想要讓醫師治療疾病，自然有不同於醫院端的期待與要求。兩方都各有道理，我只能絞盡腦汁希望既不讓醫師感覺委屈，也盡量符合客戶期待。最後，我整理了三個原則，來搭建醫師與客戶之間的橋梁：

一、提前溝通企業文化，真心認同服務理念

邀請醫師合作前，我會先對醫師「打預防針」，讓他們提早了解客

戶的期待以及聯安對待客戶的服務理念與企業文化，讓醫師們能有心理準備並真心認同預防醫學的重要性。

二、同理醫師，體恤醫師情緒

收到客戶較負面的評價，醫師也會失落、沮喪，也因此我認為必須先同理醫師，體恤他們的情緒，再與醫師討論未來該怎麼做。

三、利用醫師會議，建立共識

聯安定期舉辦醫師會議，除討論案例也會進行專題演講，互相切磋、增進專業能力。同時能透過會議討論凝聚共識或解決問題。

我曾把會議主題設定為：怎樣能夠做一個好的解說醫師？並從旁提

醒準備資料的同仁們，不妨去收集這一兩年來，客戶針對醫師常抱怨的是什麼？被讚美的又是什麼？同時引導醫師同仁，可以去問問護理人員，她們心目中好的解說醫師應該具備什麼條件？回頭想想自己，客戶進診間時有沒有跟客戶打招呼？是否講解健檢報告方式太制式化了？講解時有沒有看著對方的眼睛？

經過一次又一次的討論、意見交換，醫師同仁們慢慢梳理出健檢客戶與醫院病人的差異，也逐步調整心態與做法，共同建構起聯安獨特的服務文化——溫暖、傾聽、彼此同理。

我相信只要願意做，老天爺一定會給你一條路走，因此只管踏實做好該做的事，每一步都將是下一步的基礎。就算不知道接下來會發生什麼狀況或考驗，但之前認真投入的所有努力與用心，絕不會白費。

健檢教我的一課：醫師未必懂真正的健康

聯安診所　健康管理中心主任　洪育忠醫師

從二〇一一年來到聯安，至今已然近十四年，原先其實沒想到會全職投入團隊。一開始，只是因為以前在聯安幫忙的家醫科學長要離開去開業，於是邀請我兼職投入，想著幫點小忙無傷大雅，便成了聯安的兼職醫師。

說實話，當時的我並不是那麼重視健康檢查，畢竟在醫院，健康檢查從不是主流，社會風氣也尚未重視健康檢查的觀念。但偶爾在聯安兼職以及在醫院協助解讀健檢報告的過程中，的確也看到有客戶是因為檢查及早發現病灶，慢慢才覺得，健康檢查的確是有意義的。

而自己罹癌一事更是為我敲了一記警鐘，當時曾碧娟總經理看我從未做過完整的健康檢查，於是豪爽地說要為我安排，當時我想，我還年輕才三十八歲，應該不會有什麼疾病吧！沒想到，竟是第三期直腸癌。

後續順利治癒，卻也讓我更加重視健康檢查的重要，並促使我全職加入聯安團隊，將觀點從疾病治療推向早期預防，進一步邁入對人的關懷。對預防醫學的認同與憧憬日益加深，我想在聯安盡一份心，讓更多人能夠不再只是重視早期發現疾病，更能在亞健康過程，就開始重視自己的健康。

化劣勢為優勢，好服務打造好口碑

創立初期，挑戰來自四面八方，除了人力支援、協調值班等問題，偶爾也會有來自客戶的疑慮，畢竟當時聯安剛成立，默默無名，難免有人質疑我們的專業。

初期曾有客戶不相信聯安檢驗室的報告結果，我於是請客戶另找時間再來抽驗，並主動把檢體送到其他檢驗中心再次比對結果，藉此讓客戶認同我們的專業；也曾有客戶會拿我們的檢驗報告去找其他醫院再做解讀驗證，若遇到醫師看法與我們的判讀不一致或質疑聯安檢驗報告時，我會親自去電直接跟對方醫師深入溝通，釐清個案狀況。

甚至發生過客戶在我們這做檢查，我們懷疑其罹患癌症，建議他趕緊做進一步的檢查，儘早諮詢第二醫療意見，客戶於是拿了檢驗報告去其他醫院，但該院醫師判讀卻認為報告結果正常，無需再做額外檢查。

被懷疑是小事，我更擔憂客戶因此耽誤了診治時間，於是為了爭取時間，我拜託另一位醫師進檢驗室再次確認檢體，結果證實，我們的判讀是正確的，客戶也因及早接受治療，病情得到控制，對聯安印象就此改觀。時光匆匆，一晃眼幾年過去，那位客戶成了我們的老朋友，幾乎年年回來健檢，每次回來我總會跟他打個招呼、閒聊幾句，他總笑稱自己又「回娘家」啦。

除了對健檢報告的質疑，我最常收到的疑問便是：「你們只能檢查，又不能提供後續治療，那檢查有狀況怎麼辦？」

還好，我已有所準備。由於曾在人醫院服務十五年，也有在各科的服務經驗，因此各科醫師都認識我，知道我做事嚴謹，要求也嚴格；因此當我決定轉換跑道時，便先未雨綢繆，為日後預做準備——我在每科各找二到三位醫師，先跟他們打招呼：「我要離開醫院從事健檢工作了，將來如果我的客戶有進一步的醫療需求，我會把客戶轉回醫院，屆時還請多多關照。」

每一步都是下一步的後盾，以往打下的堅固基礎讓合作過的醫護同事們，都願意情義相挺。也因此只要客戶有轉介需求，我能很快幫忙找到合適的醫師，看診時，醫師也會特地多帶上一句話：「剛剛聯安診所的曾副院長有打電話來關心喔。」讓客戶安心不少。

當然，如果客戶想轉到其他醫院，我也會幫忙打電話、拜託醫師多關照，不論認識我或不認識我的，只要客戶有需要，我就拿起電話，能幫忙掛號我就幫忙，需住院沒床位我就四處去協調找床……現在回想，年輕時的我，膽子很大。

所有的點點滴滴，都源自於心中的一個信念——把客戶當自己家人或朋友，只要能幫忙的、能做的，就多做吧！而且一次一次的幫忙，也都是一種學習與進步，某種程度來說，反而自身收穫更多。

就這樣，聯安一點一滴累積起客戶的口碑與信賴。不少客戶來過聯安後，便年年回來，也有的，是從聯安開業以來便一路跟隨至今，我常笑稱，他們都是我們的老朋友，每年固定以健康相會。

有時客戶還會記得他熟識的同仁前幾年結婚了，會問問現在怎麼樣了呢？孩子多大了？而我有時也會對很熟的老客戶「叨唸」幾句：咦，你怎麼體重上升這麼多？肚子怎麼愈來愈大了，平常有喝酒嗎？要多注意健康喔，這以後容易演變成代謝症候群……這些年下來，聯安同仁跟老客戶們之間，彼此就像家人般，既熟悉又親密。

為客戶著想的心，來自由心的熱忱

聯安診所　乳房外科主任　林博松醫師

一開始認識聯安，是因為當時的副院長、現在的曾碧娟總經理直接來我任職的醫院診間諮詢我的第二醫療意見。

當時聯安剛開業，難免有人會質疑報告的專業性，為了讓客戶安心，也為了讓明明有異狀卻不相信的客戶能夠正視自己的健康，於是她總親自拿著乳房攝影的 X 光片來找我。

我印象很深刻，當時我診多、病人多，她就親自在診間外面等，等到我有時間了，就抓緊時間詢問、徵求我的第二醫療意見，看著她的用心與熱忱，我也義不容辭，只要力所能及，便一定幫忙。

有人會問我，為什麼願意為了其他診所的人花時間？我總毫不猶豫地回答：「我是醫師，幫人本就是我的職責！所以只要她願意來，我就願意幫忙。」而且我認為，有懷疑就多問多求證，這不是很好嗎？這不是代表，聯安很用心嗎？

出於認同，也欣賞總經理的用心，在某次協助看X光片的過程，我半開玩笑地對他說，未來退休了，就去聯安幫忙！哪想到一句玩笑話，她居然記了十年，也讓我在多年以後，來到聯安，為機構、為客戶服務，加入這個用心替客戶著想，熱忱而專業的團隊。

客訴，就是客戶想告訴我們的一件事

很多人常常問我，自費健檢的客戶會不會很難款待？如果某些要求過於無理要怎麼處理？到底有什麼法寶能把客戶服務得那麼好？讓聯安營收能年年穩定成長、質量並重？

我的答案是，這些關乎你的心念怎麼運轉。我常常跟同仁們說，所謂的客訴，其實就是客戶想告訴我們的事，告訴我們還有哪個地方不足、思慮不夠周延，值得檢討與改善。

出現客訴事件，可能是我們疏忽了，或內部流程有瑕疵需調整而我們沒留意到；或者也可能是在對待客戶時，還沒能完全傾聽客戶的心聲。例如有些具知名度的公眾人物，需要更多隱私，因此不喜歡我們提到他們的稱謂；而有些客戶剛好相反，沒以對方職稱稱呼，便可能會不開心、感到不被尊重。

又比如有一次，因為還沒到上班時間，有位同仁提著早餐走進機構，與正巧準備受檢的客戶擦身而過，從昨晚就開始空腹、飢腸轆轆的受檢者，看到同仁拎著香味四溢的早餐經過，更是飢餓難耐，因此忍不住開口抱怨。

收到客戶意見，我們趕緊進行內部檢討，並決議日後同仁如果攜帶早餐或飲料進聯安，一律要用機構的袋子裝好，並且盡量快速而優雅地通過廊道。總之，不能讓人看出裡面裝的是食物，避免客戶徒增煩惱。

這些事情看似瑣碎，但都是我們在乎客戶，同理客戶的心意。藉由「客戶告訴我們的事」，同仁一點一滴學習，慢慢累積經驗，學會揣摩客戶心理，終於建構出一套適用於聯安的服務態度。

所以我打從心底感謝客戶，每一個建議，都讓我們有機會更看清楚哪些地方需要改進，有助聯安持續精進、優化。

當然，想要改變內部同仁看待客訴的看法，不是口頭呼籲就能達成，為此每個月機構會召開一次品質管理會議，主要討論內部發生的異常事件或客戶訴願等問題，主要參與者是各部門主管，依照不同內容邀請跨部門一同溝通。

每次會議前我會先預想，這次要帶給同仁們什麼樣的學習？如何才能讓同仁能以正向、積極的心態看待、了解不同的狀況？

舉例來說，有一天，我將一個客訴提到會議上討論。當時客戶反應：「抽血處大片瘀青，希望未來可以多加注意。」

經過詳細了解後才明白，原因出在醫護人員尚未熟悉「彈性繃帶」的使用。不同於其他醫療院所使用棉花、貼膠布，並請客戶自己手部加壓的方式，聯安選擇使用價格較高，但能夠更好加壓、止血的彈性繃帶，讓客戶無需手部按壓即可達到止血的效果，雙手解放，更為方便，但對於醫護人員來說，卻是較為不熟悉的工具，也因此儘管大家抽血經驗豐富，卻因彈性繃帶未加壓好，導致瘀青問題。

會議上我點出同仁加壓不當，並趁機做教育訓練。但提出這件事並不是要責備同仁，而是找到原因，知道問題在哪，才能避免再發生。

某個地方出現異常，背後一定有問題待解決，然而對事不對人，最重要的是透過問題發生後的改善成長，而非成為攻擊、或對某人失望的主因。

我常對部門主管說，格局要大，甲部門不要去責怪乙部門，部門主管也不要只想幫部屬掩飾，只要發生錯誤，就該拿出來報告，我們今天發生的所有錯誤都是要讓所有人未來更好，讓聯安的醫療品質更加提升。

當然，早期彼此還在磨合、熟悉的時候，品質管理會議時也常遇到同仁的反彈，尤其我的作法是請主責的同仁上台報告，尚未了解用意的同仁難免感到委屈、甚至可能暗自落淚。也有部門主管跑來跟我說，那位犯錯的同仁已經很自責了，讓同仁上台當著所有人再講一遍，跟二度傷害有什麼兩樣？

然而是不是二度傷害，決定於心態。你是否願意真正讓這件事情過去？如果願意，就可以用坦蕩的心態，站在台上讓大家知道事情原委，以及自己事後的反省與收穫，把個人的錯誤拿到眾人面前做案例分析，能讓所有人一同學習以後可以如何避免、如何做得更盡善盡美，這是轉過失為功德的一樁好事，還可以讓所有人都因此上了一課。

隨著不斷互動、嘗試、討論，其他主管與同仁們逐漸理解我的用意，彼此也學會用鼓勵代替責備，用感謝代替批評，永遠用正面的思維去解讀眼前發生的一切。這也是為什麼我們如此重視客訴，每一個抱怨或批評都值得感謝，感謝對方願意告訴我們意見，讓我們有機會改善、精益求精。

而如何引導同仁主動發現、積極改善，最重要的原則就是無條件的信任。因為在我設定的流程中，不論大小事，只要發生異常或失誤，都是由遇到該事件的同仁自行撰寫報告，包括事件是什麼？在哪裡發生的？何時發生？誰主責？等等這些資料都需一一鍵入電腦系統中，並於每個月召開的品質會議中提出討論，我也會當場建議同仁下次可怎麼做，或是找出 SOP 作業流程中需要改進的環節，也可能是透過加強某些教育訓練來做修正。

聽到我的管理方法，不少同業問我：你怎能確定同仁都有主動上傳可能的客訴或異常？

我只會笑笑地回：「信任很重要。」我絕對不會去懷疑同仁，因為唯有信任，能夠成為前進的基礎，能讓彼此擁有同樣的目標。

多年磨合、相互學習，讓我們勇於分析自身錯誤且承擔責任，也願意正面看待客訴，把客訴當成客戶想告訴我們的一件事去處理，這些觀念及做法，早已深入到每個同仁的細胞裡，且內化成工作心態，日復一日進行著，而這些銘記在細胞內的良善基因、轉念帶來的力量，慢慢成為滋養聯安企業文化的重要資產。

歷經水火，宛若新生

儘管一路走來看似順利，然而每個時期，我們都曾經歷過不少挑戰。比如二〇〇〇年，當聯安從敦化南路的東帝士大樓搬到信義新商圈，盛大開幕沒多久，便遭遇前所未有的「蛋洗」對待。

新址位於信義路底、松德路口一棟高樓建築中，聯安承租整個地下室，無論通風、防火、醫療廢棄物處理等安全措施都通過法規的嚴格審視，並且取得衛生局核准。但由於此棟建築中多數是民宅，因此住戶對居住安全有更多的考量，少數住戶認為，有些醫療設備具有輻射劑量，會對他們帶來身體的傷害，因此群起抗議，甚至找來民代施壓，要求我們即刻搬走。

協商過程中，住戶們抗議的手段愈來愈激烈，聯安大門口開始每天掛滿白布條，上面寫著各種不堪入目的字句，還被四處噴漆，甚至被砸雞蛋，導致門庭滿目瘡痍、慘不忍睹。

那時我每天早上得提早半個小時上班，跟著同仁一一清理、刷洗牆面，趕在第一位客戶報到之前清理乾淨，避免影響客戶健檢心情。下班後，夜幕低垂，我則單槍匹馬，親自去跟社區委員們開會，不斷溝通說明。先生忍不住問我：「妳一個女生，晚上自己去參加管委會的協調會議，這樣不會很危險嗎？」

當時沒辦法顧慮太多先生的擔憂，畢竟事情總是要解決，因此我得勇敢面對。經過數不清的來回折衝、斡旋，才總算和平落幕。

有緣成為鄰居，我們當然也主動伸出友誼之手，邀請大樓住戶們來聯安體驗健檢服務，品質與服務口碑慢慢在各樓層住戶間發酵，某些住戶還會主動幫我們宣傳，許多人更成了聯安的忠實客戶，即使我們搬遷到南京東路，依舊常常回來健檢，用具體行動長年支持我們。

而聯安不只經歷噴漆蛋洗的抗議事件，也曾差點飽受無情水火蹂躪。還記得聯安搬到松德新址隔年，舊址東帝士所在地就發生火災，十樓整層付之一炬，如果我們沒搬走，很可能會因為大樓啟動緊急灑水措施，讓聯安儀器全部泡湯，有些資深同仁事後回想，心有餘悸。

而躲過住戶抗議、祝融肆虐，考驗卻還沒結束。火災發生同年，也就是二〇〇一年九月，納莉颱風襲台，不只帶來驚人風雨更重創北台灣，台北市區包括南港、內湖、忠孝東路、信義路等地區嚴重淹水，很多住商大樓地下室、甚至捷運車站地下樓層全部都被淹掉，景況悽慘。

颱風來襲那天晚上，雷雨交加，雨勢愈來愈驚人，我在家裡望著窗外，心急如焚，實在坐不住，決定冒雨來機構查看。先生開車陪我到某個路段之後，就無法再前進了，整條松德路望過去，都是汪洋一片，馬路彷彿被滅頂，完全看不到路面。我急下車，涉水走了好幾百公尺，才走到聯安。

抬頭一望，眼前好幾個資深同事居然也出現了；還有一位女同事遠從板橋騎摩托車來，車子因浸水半路拋錨，她只得暫時把摩托車丟在路旁，卻因為攔不到車，於是捲起褲管，冒險在強風驟雨中走了好長好長一段路，當她走到聯安時，全身都已經濕透。

我已經不記得當時臉上流的是雨水還是淚水，卻對當時彼此之間對聯安有著同樣的掛懷而感動。天氣險惡，沒有阻擋我們對聯安的擔憂，甚至促使大家自發性趕來關心位於地下室的診所，是否一切安好？

而猶如奇蹟般的畫面，在眼前展開。

松德路淹水嚴重，水一路衝往兩旁大樓，來不及設擋水措施的住辦大樓地下室紛紛進水，然而同樣位於地下室的聯安，卻因為入口處有個較高的柵門，就這麼巧，不偏不倚，水流到柵門口，居然就停止了。真的就差一點點水就會往下流，位於地下室的聯安，很可能就此滅頂。

事過境遷，好幾位資深同仁回憶，都忍不住眼眶泛紅，升起感恩之心，因為彷彿有份來自老天爺的祝福，默默護佑著聯安。

而走過水火無情，我們更加清楚自己的方向，並始終踏著堅定的腳步，一步步勇敢往前邁進。

聯安，是我出社會後的第二個家

聯安診所　護理部主任　蔡佳純

那年納莉颱風來襲的時候，我當時正在朋友家中，本以為是一次常見的颱風登陸，卻沒想到竟看見北部各地淹水的消息。新聞畫面中，四處汪洋一片，如同水鄉澤國，當時我心頭一驚，第一個想到的，便是不知道聯安是否安好？如果連捷運站都淹水，那一樣位處地下室的聯安會沒事嗎？

按捺不住心中的掛心，我立刻起身，由朋友驅車帶我前往聯安。回頭想來，這樣不假思索地奔向公司，還是起源於對機構的情感。當時我出社會不久，在聯安初設時就到此服務，剛開業的聯安不大，人員也精簡，常常是曾碧娟總經理帶著我們幾個初出茅廬的新人輪班打拚，所以我們感情很好，也很團結。

我總想，聯安好似一個家，把我們繫在了一塊，而總經理既是大家長，又是姊姊，一步一步帶著我們往前走，才讓我們慢慢成長到今日的模樣。而既然聯安就像一個家，我便覺得自己有責任要去。

猶記那時，抵達聯安後，我驚訝地發現，除了我，也還有其他資深同事也出於同樣關懷的理由冒著風雨來到現場，心中感到相當溫暖。也幸好，儘管颱風事態嚴峻，但是聯安卻得以倖免，也讓我們這個家，能繼續團結前行。

PART 2

打造不一樣的健檢品牌，走可長可久的路

松德路

聯安於二〇〇〇年從東帝士大樓搬遷至松德路，服務的空間擴大，健檢的服務細膩度也同步提升。

這一階段，聯安履行自己重視「生命的本質」的承諾，開始推廣企業健檢，不少企業經營者來做健檢之後，也將之慢慢延伸成公司幹部或員工福利，這就是聯安從創始之初不斷與社會溝通的成果。

更重要的是，此階段聯安開始導入功能醫學，甚而成立功能醫學中心，更於多年後成立聯欣診所，致力於從疾病篩檢，提升到追求身心安頓的和諧狀態。至此，聯安正式進入一個全新的階段，從追求「健康」的觀念，到提升為追求「身心安頓」。

聯安希望受檢者的身體不只是無病，而是要將生活過得好、過得愉快。推動這些創新思維的曾碧娟總經理，娓娓道來當年的起心動念，以及聯安如何以越加堅定的腳步，不斷向前邁進的過程。

篩檢疾病還不夠，更要從亞健康開始完整守護

累積了七年扎實健檢管理經驗，聯安於二〇〇〇年從敦化商圈東帝士大樓搬遷至信義商圈松德路，空間從三百坪擴增至六百坪，我不斷問自己：「我們還能為客戶做什麼？」我心想：「客戶的想法不就是最直接的答案嗎？」因此透過大量的客戶回饋與需求等資料做為決策基礎，我進一步著手調整硬體設計、流程管理與檢測服務等面向，軟硬體兼顧，期盼在各環節都能讓客戶感受到更優質的健檢服務。

讓受檢者都能更為便利、安心的空間規劃是第一步，更重要的是在此階段，聯安預防醫學機構奠定了從「找疾病」到「找健康」的企業理念與核心精神。

來聯安健檢的受檢者，都會填寫健康問卷表闡述自己的健康狀況，也讓我們醫護團隊更了解客戶的健康狀況與期待，而每日翻閱客戶的資料就是我的固定行程。當時，我從客戶健檢資料發現，愈來愈多人身體還不到罹患疾病狀態，卻有不少症狀。例如，客戶來做檢查時經常反應：「我好累喔」、「最近常常提不起勁，很容易覺得疲憊無力」、「感覺體力愈來愈不好了，可是我覺得都有睡飽啊」、「最近過敏症狀特別嚴重，吃藥也沒好轉」……

客戶自覺身體狀況不同以往，但是做了一般傳統的檢查項目，如腸胃鏡、肝腎功能檢驗時，數值卻又均落在正常值，也就是說，並沒有具體證據確認客戶生病了。儘管檢測狀況無異，但我深刻明白客戶感覺到的不適一定也反映了某部分的異常。

創立功能醫學中心，邁入預防醫學領域

「我們還能怎麼透過專業，協助客戶找到不舒服的原因？如何協助他們擺脫不適？」這些疑問經常在心裡反覆出現，尤其客戶困擾的表情深深印在我腦海中，為了幫助客戶，促使我更堅決地去尋找不同的解方。於是利用空檔深入研究、遍尋更多的可能性，經過研閱許多醫學實證並請教各方專家後，我恍然了解，原來這些客戶是因為正處於亞健康狀態，才會有狀似無異常，卻依舊不適的情形。

亞健康的觀念與過往我們對健康的認知大相逕庭，以往看待身體狀況時，往往只用健康和生病二分法，然而身體其實很難如此絕對地分辨，如同光譜，想從一端走向另一端，中間必定有許多過渡階段，身體狀況也是如此，在健康與疾病中間，還有一大塊灰色地帶，也就是所謂的亞健康。

而全球大約有百分之七十五的人，都處在亞健康狀態，他們往往在健康檢查時沒有太大異常，日常生活中卻會感到身體不適，例如常常出現頭痛、頭暈、疲倦、過敏、鼻炎、腰痠背痛、四肢無力、胸悶、心悸、腹痛、腹瀉等症狀。聯安每年定期更新的健檢統計大數據資料庫也顯示，睡眠、過敏、疲憊等亞健康症狀愈來愈多，客戶常常反應即使去醫院看了醫生，也都檢查不出根本原因。

事實上僅透過傳統的健康檢查項目，很難找出亞健康族群的癥結，更難徹底解決症狀，因此為了這些長期受亞健康症狀困擾的人，我決定導入能從不同面向去深度剖析身體狀況的檢測，也就是功能醫學。

簡單來說，若將人比喻成一棵大樹，傳統醫學便是當樹枝有害蟲、有枯葉時只想著除害，如同人生病了就僅用藥或手術方式摘取病灶，但不深度探究病灶的發生原因；功能醫學則是從樹的生長環境、營養，如陽光、空氣、水分、土壤等多面向追根究柢找原因，也就是從個人的營養、壓力、睡眠、環境荷爾蒙等各層面去評估、協助醫師全面性了解病因所在。

功能醫學注重身體各系統的訊號傳遞和動態平衡，檢測的範疇非常廣泛，涵蓋了與體質有關的基因檢測、與飲食有關的營養與毒素檢測、食物過敏原檢測、抗氧化維生素檢測、與生活型態有關的腎上腺皮脂壓力與氧化壓力檢測、與年齡老化相關的性荷爾蒙、腸道環境菌相分析、與環境有關的重金屬檢測等範圍。

可以說，功能醫學概念融合了分子醫學和現代營養醫學，除了治療疾病外，更提倡了解個人體質的獨特性，再依據檢測結果設計一套量身訂做的治療或保健計劃，從飲食調整、營養補充品、植物或藥草處方以及其他輔助療法多面向調理，從症狀的根本原因著手，讓身體自行痊癒，使器官系統功能達到平衡。

於是喬遷新址隔年，也就是二〇〇一年時，聯安給自己立了一個新的挑戰與任務：邁入預防醫學領域，不應侷限早期發現、早期治療，更要協助客戶在疾病發生前就避免疾病生成，讓更多亞健康客戶找到解方，遂成立功能醫學中心，成為在台灣第一個將功能醫學應用在預防醫學上的機構。於此開始，聯安終於完整囊括器官結構與功能面的檢查，協助民眾透過定期的健康檢查與功能性醫學的輔助，在疾病生成前便阻斷可能路徑，能提早發現疾病徵兆、控管風險，以更全面的檢查方式找出可能導致疾病的原因。

也因為導入功能醫學，聯安健檢從「找疾病」升級到「找健康」，從以往著重協助客戶早期找到病兆的傳統篩檢，推升到引進多元健康促進的服務項日，鼓勵客戶力行能真正獲致健康的生活型態，進而提早預防疾病發生。

然而儘管成立了功能醫學中心，卻並不代表一切順利，由於在當時，功能醫學實在是一個太新穎的概念，因此對於長期受傳統主流醫學訓練的醫護同仁，未必能馬上認同。我能理解他們的謹慎行事，但為了協助長期受症狀困擾的眾多客戶，發展功能醫學檢測服務勢在必行。

我期盼在聯安團隊內工作的每位同仁，都能對功能醫學有正確了解。當時設定的目標是，醫護同仁們心裡可以先不接受功能醫學，但是未來某一天，他本人或家人親友有健檢無法查出的亞健康困擾或需要時，會想起聯安還有功能醫學的服務可以幫得上忙，因此我絞盡腦汁，希望每位醫護同仁們都能一起共同學習。

為此，我邀請功能醫學專家梁錦華醫師來替同仁們上課，講授基本學理。梁醫師是亞洲第一位推動功能醫學的華裔專科醫師，他所撰寫的〈二十一世紀醫學新思維——功能醫學〉，刊載在《台灣醫界》，成為全球第一篇以中文發表有關功能醫學的醫學文獻。

接著，我利用每個月舉辦一次的醫師會議，進行功能醫學議題探討和個案分析報告，藉此引起討論與溝通，讓醫護同仁對功能醫學有更深的認識。

舉個例子，某次我在會議上跟醫師們分享：「你們知道嗎，最近有個客戶，在短短二個月期間常感到胸悶、疲倦、注意力不集中以及鬱鬱寡歡，健檢報告並無發現明顯異常。進一步安排功能醫學檢查——男性荷爾蒙檢測後發現，他的睪固酮數值突然下降至 1.74 ng/ml、皮質醇上升至 13.2 ug/dl，原來這位客戶近期遭遇父親突然的逝世，父子感情一向良好的他，面臨情緒性壓力的衝擊才導致睪固酮嚴重低下，後經從營養、紓壓與運動三面向調理之下，症狀才逐步緩減。」

以往醫護人員只會留意檢測結果指數高的部分（例如尿酸、血壓、血脂肪等），因為這表示有立即健康風險，至於指數偏低者，多數會被認定無大礙，除非是貧血或白血球過低，才會認為有問題。然而指數低真的代表無異常嗎？從功能醫學的評估而言，偏高或偏低都是需要注意的警訊。這也是為何我要舉上述個案跟醫師同仁分享，因為罣固酮不足，其實反映了健康的面向會受到突來的壓力、飲食與生活型態的影響，在健檢報告中查不出的亞健康症狀，有賴功能醫學進一步找原因。

又如曾有位客戶主動來找我，向我訴說睡眠困擾不斷影響他。儘管做一般健檢時都沒有數值異常的問題，不知為何卻總是睡不好，甚至感覺體力愈來愈差，且皮膚經常發癢、注意力不集中等等問題一一上門。我看了一下他的相關資料，並根據他的主訴，建議他可考慮進行食物過敏原檢測。檢測後發現他生活中充斥著太多飲食、環境等相關過敏原，對麩質、環境中的塵蟎過敏，因此針對過敏原報告結果，提供營養、居家清潔、運動、生活型態等建議，經過三個月左右的調整，他不僅擺脫惱人的發癢，睡眠品質也明顯改善，整個人容光煥發，變得朝氣蓬勃。

我逐一收集類似個案並在醫師會議上分享、彼此切磋。讓醫師同仁們逐漸了解功能醫學可以幫到客戶的面向。

除此之外，我更以身作則，努力學習、帶頭做起。坦白說很累。當時我已是副總，加上健檢現場依舊需要關顧，因此公務相當繁忙。但我明白，如果自己都不參與，又如何能鼓勵同仁一起學習？因此不論行程有多滿，我一定親自跟診，在第一線了解客戶的問題，也東奔西走，尋找更多專業功能醫學人才。

當時健檢業界中，同樣提供功能醫學服務的有安法診所、瀚仕診所，其中瀚仕的創辦人Dr.O歐忠儒博士剛好是我在長庚時的同事，當時便特意延請他來幫忙解說功能醫學的報告，我則在旁邊跟診，邊聽邊學習。

另外，我也會趁親自幫客戶抽血的時候，宣導功能醫學的觀念，並且建議客戶拿到健檢報告後，若有報告數值正常但仍覺得身體不適的狀況可以進一步再做哪些功能醫學的檢查。有些同仁擔心這樣的建議像是在推銷，但我認為，若真的設身處地為對方著想，那麼客戶有權利知道任何有助於恢復健康的做法與知識，我們應將決定權交付給客戶，而非一開始就預設立場。況且我們是醫療人員，能夠依照專業的判斷，明確提供客戶更多具體可行的建議，也是另一種專業的展現。

回想起來，當年的我就像位傳教士，一心一意只想持續在那片尚待開墾的功能醫學領域上，將最新的預防醫學知識種子散播至每位客戶的心田裡。一步一腳印走到現在，也漸漸開花結果，日後還成立聯欣診所、聯青診所，專精於提供功能醫學、整合醫學全方位的服務。想來除了欣慰更是感動，多虧貴人相助、同仁投入，才能有此豐碩的成果。

功能醫學，找健康、早健康

聯安預防醫學機構　醫護部經理　王松惠

還記得我剛到聯安診所時，同仁們對於功能醫學的概念全然陌生，但為了更好地照顧客戶，推廣功能醫學勢在必行。然而因為觀念新穎，不僅客戶不懂，連同仁都難以理解功能醫學的概念，加上功能醫學單價偏高，更是讓不少人退避三舍。急事緩辦，愈是重要愈得徐徐圖之。

於是我們將策略分成對內與對外兩部分，皆是從觀念開始衛教，才能進一步以成功經驗建立大家對功能醫學的信心。

對內，機構請到功能醫學專家梁錦華醫師來上課，更提供同事、家人嘗試檢測。舉例來說吧，當時我的外甥有嚴重黑眼圈，還常常皮膚癢，卻找不出原因，後來做了功能醫學的食物過敏原檢測，才發現是因為食物過敏，引發腸漏症，進一步出現的過敏症狀。

了解過敏原，再透過醫師、營養師的照顧，練習避開過敏原、補充保健食品，姪子皮膚的狀況就改善了，長年的黑眼圈也不再成為他的困擾。透過功能醫學的檢測更了解自己、並進一步改善健康的個案屢見不鮮，這才漸漸加強了聯安同仁們對功能醫學的信心。

而對外，自是更難推行，因此當時不斷提醒自己，不要盲目推廣，而是先觀察真的有需求且已經對聯安有充分認識的客戶，才進一步介紹功能醫學，由於客戶對我們的專業有足夠的信任，因此多數願意嘗試。而當醫師、營養師、護理師進一步透過功能醫學的數據幫助客戶改善他們的困擾，客戶自然也會「食好鬥相報」。

好口碑，加上觀念的演進，這才讓原先冷僻的功能醫學成為器官檢查外的一大解方，幫助更多客戶找健康、早健康。

看見國人需要，從腸胃守住身體防衛第一線

搬遷至信義商圈松德路，除了成立功能醫學中心之外，還有一個很重要的創舉：領先健檢同業導入無痛內視鏡服務。當時醫療環境與現今完全不同，那時客戶做腸鏡的檢查都是在完全清醒的狀態下，有客戶反映檢查當下覺得不太舒服，也有的客戶會因為擔心、恐懼而不太願意接受腸鏡檢查，因此我們不斷思考，還有什麼方法可以讓客戶更為安心？為此，我們導入無痛內視鏡服務，當時全台只有兩家醫院引進，聯安則是健檢產業的第一家。腸胃檢查一直以來就是國人最在乎的健康議題，在有專業為基礎、品質控管有把握的狀態下，我們當然希望能多提供一種服務，讓客戶能有多一點的選擇。

而後因為營業面積倍增，在空間規劃及動線設計上我們進行了大幅的調整，除了增設了更多腸胃鏡檢查的空間，腸鏡的檢查也順應著受檢者的健康需求，逐步將直腸鏡升級成乙狀結腸鏡，後期則引進無痛大腸鏡服務，讓篩檢不因恐懼而有缺漏。隨著經驗的累積，二〇〇九年我們更一改以往只提供檢查的做法，拍板定案，將聯安的醫療服務往前推進，提供可一併做息肉切除、外送化驗，讓客戶可一站式完成的完整服務，大大節省客戶的時間成本。

原先聯安做腸鏡時若發現有息肉，須轉介客戶到其他醫院切除息肉。然而由於切除息肉之前還需要再喝清腸藥劑，等於重新經歷一次做腸鏡檢查前的準備流程，因此客戶常常表達自己的不耐，甚至難免會給出「那不如直接去醫院做健檢算了」的回饋。

作為醫療從業人員，我們深知大部分的大腸癌，都是由腸道的腺瘤型息肉演變而成，如果能在息肉變成癌症前就將其切除，可以有效減少大腸癌發生。基於解決客戶需求的考量，我與腸胃科醫師們討論，決定大刀闊斧改變既有作法。這在當時是很重大的突破，畢竟在健檢時一併切除息肉，要承擔諸如腸道出血或穿孔等風險。

但為了讓客戶有更好的醫療服務品質，該做的努力與創新，依然要勇敢去做。這也是為何我們堅持延攬主治級醫師，並且也在事前先規劃好標準的處置流程，比如息肉切除後需有觀察期，並設有二十四小時值班手機，讓客戶即使離開健檢現場依舊有諮詢管道。種種一切，我們只秉持一個準則：給客戶最好的、最詳實的健檢服務。

不斷讓聯安醫護同仁在專業上有所成長與突破，是我的堅持，從缺乏經驗到能純熟執行無痛大腸鏡檢查，接著再往切除息肉挑戰，可以說，聯安做了很多當時健檢業界沒有做的事情，只為了精益求精。

光是大腸鏡檢查，聯安就訂下一連串高標準，嚴格控管品質，更付出不少努力。當時一決定推行無痛大腸鏡檢查，我便寫了一份函文，請長庚醫院腸胃科沈組長同意讓我派人去跟長庚醫院的團隊學習，在他的熱心應允下，當時聯安一星期有幾天的下午，聯安會派幾位醫護同仁去長庚內視鏡室學習，透過實際演練累積經驗。

除了息肉篩檢的發現率和迴盲瓣到達率皆符合國際水準之外，聯安更在清腸徹底、麻醉安全、息肉切除品質各方面，做了許多努力與堅持。尤其清腸是否徹底，是決定大腸鏡檢查準確度的關鍵點，檢查時如果發現腫瘤或息肉，可以立即切片或直接切除；但如果清腸不徹底，腸道內的殘餘食物和糞便可能遮蔽小型病灶，醫師無法完整看到腸道全貌，準確度就會大打折扣。

為了確保清腸效果，聯安多年前就開始實施兩階段清腸藥劑，加強腸胃清理的準備工作，醫護同仁會事先提醒預約大腸鏡檢查的客戶，在前一晚九點前要喝足1000c.c.的清腸藥劑，當天清晨四點再喝一次1000c.c.的清腸藥劑。

改成兩段式清腸藥劑之後，大腸鏡檢查的成功率大幅提升，聯安統計發現，以前大約有五成的客戶仍會發現清腸效果不佳、仍有糞渣殘留，健檢當天必須再重新進行清腸動作，因此容易導致腸胃鏡檢查時間延後，改成兩段式清腸藥劑之後，只剩下不到一成的客戶仍有清腸不乾淨的問題。

另外，客戶喝清腸藥劑，最擔心有口感不佳、噁心想吐的不適感，會大幅降低客戶做腸鏡篩檢腸癌的意願，曾有客戶告訴我，想到要喝清腸藥劑就會怕！因此聯安很重視清腸藥劑的選擇，所有選用的清腸藥劑都由多位醫護同仁先試喝，感受口感和味道，並確認有無頭暈、嘔吐等副作用，內部層層把關、篩選後，才根據客戶個別狀況提供不同的清腸藥劑。

許許多多細節，都需要經過審慎評估，以確保檢查過程安全無虞，儘管事項繁多，但我認為這一切都是值得的。而最令我感動的，是醫護同仁從不鬆懈，始終堅持一樣的信念與品質，只希望帶給客戶健康，團隊的向心力比以往更強，想為客戶好的心把大家都凝聚起來。

有一次，我聽到一位醫師同仁接受媒體採訪，詢問聯安如何做到高品質的腸胃鏡服務，對媒體記者不經意說出：「聯安做的，比你想的還多」這句話時，內心既是欣慰更是感慨。

從二〇〇九年聯安推出一站式腸胃鏡服務，我戒慎恐懼，幾乎是星期一至六全天待命，深怕有突發狀況要即刻處理，直到時至今日，一站式腸胃鏡檢查成了聯安的服務強項之一。過程漫漫，而心始終堅定。

迄今聯安已成立超過三十年，累計逾四十萬人次的龐大健檢資料庫，我可以自豪地說，聯安檢查的品質，絕對首屈一指。以腸胃鏡而言，最新統計腺瘤型息肉的發現率達百分之二十九，遠高於美國對大腸鏡檢查的品質標準。能有如此的積累，都有賴醫護同仁全心投入、致力精益求精。

而經由口碑相傳，很多客戶遠道而來，用具體行動對聯安腸胃鏡檢查的品質與服務，給予極大的肯定。

最好的醫療服務，來自感同身受

聯安預防醫學機構　總院長　鄭乃源醫師

聯安一向對外標榜自己是腸胃專家，而敢這樣說，自然是因為聯安一貫秉持最高標準服務每位客戶，從檢前身體狀況的評估，包含麻醉風險、清腸準備、到檢中的執行，一直到檢後的關懷，醫護人員都維持最嚴謹的態度對待。

以檢查過程舉例，除了每日控制檢查名額確保服務品質外，檢查時，醫護絕對不會因為客戶數量的多寡，而壓縮檢查的時間，只會增加人力，一位一位地把關檢查品質。

除了檢查用心，其實聯安更會定期發表腸胃鏡相關數據或趨勢，提醒廣大民眾應重視腸胃道健康，並透過自有健康網站──「聯安醫周刊」提供多樣化的衛教知識，提升大眾初級預防的觀念，從預防疾病發生做起；醫師內部更是會定期分享臨床上的新知或是值得注意、探討的案例，不斷努力精進醫師的診斷品質。

其實我常想，當醫師最重要的，除了專業，便是要有感同身受的能力，當真正做到視客猶親時，自然會細心地照顧客戶，去同理客戶，更重要的是會將對方放在心上，給予他最好的，而這也才是聯安長期以來最重要的核心與信念。

醫療專業為基礎，持續創新，精益求精

很多同業問我，聯安的健檢項目如何推陳出新？從頭想來，其實下一步的方向，多已在日常中被揭示，藏在客戶的言語中，或期待、或抱怨，這些想法讓我明白如何前進，也了解如何能更符合客戶的需求——堅定著想著「找健康」，而不是「找疾病」的信念。

從健康檢查中發現，許多人身體的成績單並不差，但客戶卻總自覺身體不好，其實主因往往與睡不好、偏頭痛等有關。那為何會有這些狀況？背後其實隱藏著現代人一個很大的殺手——壓力。壓力並不會對身體造成立即反應，卻會在長期累積後造成很多像身心症的影響。

因此在二〇〇〇年，聯安率先推出全國第一套「身、心、體能三合

一健檢」，我們花了很多年和政大心理研究所用國人的生活型態和資料庫發展一套「心理健康評量」方法；主打每個人的身體是身體、心理、體能三者的組合，而我們能夠協助客戶身心健康，並透過合宜的運動處方和指導，再加上營養諮詢，具體、完整分析受檢者的健康成績單，在健康管理上提供更多生活化的建議。

而考量到大環境不斷變遷，每個人對健康的需求也會因行業別、年齡層等的差異而各不相同；我們開始進一步思考：如何利用客戶每年累積的檢查記錄，為他設計一套個別化的健檢，以真正符合個人的需求？

「個別化方案」成為聯安一大目標，我們試圖在市場上看到客戶的需要，從像是警察開罰單一樣、恐嚇的角色，變成一個支持者、幫助者，做一個積極協助的健康夥伴。

創新個人化健檢，帶動健檢產業新趨勢

要能落實個人化健檢服務，需具備相當多元且專業的檢項，多年來我們不斷思考如何擴充與成長。例如，我們率先在全身健檢中增加功能醫學檢查，包括食物過敏原、壓力荷爾蒙和基因檢測，以豐富健檢的項目，而後更進一步打破過往舊有健檢方案商品模式，首度規劃符合國人健康趨勢兼具市場需求的「主題式健檢方案」，腸胃、心血管、肺部健康等多元主題，讓客戶可每年依自身需求及預算安排初階、進階的健檢方案，獲得客戶廣大好評。

不僅如此，聯安每年更會依據國人健康趨勢，邀請醫護團隊們提供更多新穎且具有預防醫學篩檢價值的新檢項，將其納入健檢方案之中。被視為糖尿病與胰島素阻抗性指標的 HOMA-IR 檢測、與免疫力及代謝有關的維生素 D 含量檢測、與心肌梗塞機率有關的同半胱胺酸濃度檢測

等，在當時都是領先業界規劃的檢查項目，現今更已是健檢同業們的必備項目。我常對同仁說：「醫療產業，專業是基礎更是基本」，因此對於醫療品質，我們要求甚嚴，不斷自我挑戰。

以檢驗為例，聯安自設檢驗室從成立以來，皆榮獲美國病理學會CAP優良檢驗品質認可，在二〇一六年聯安檢驗室更獲國家級認證機構——財團法人全國基金會（TAF）認證，此認證非常嚴謹，除了檢驗技術之外，管理層面也在考核標準中，包含檢體庫存、環境的溫度濕度、檢驗報告的品質、人員管理、檢驗師的教育訓練等，都需經過嚴謹審核。

此外，聯安更導入國際認可的ISO 9001品質管理系統，亦獲得財團法人醫院評鑑暨醫療品質策進會評鑑通過為「健康檢查品質認證」的認證機構，也長年列為公教人員健檢合格機構。聯安的健檢服務，不僅具備專業、效率、人性、完整，也陸續獲得國內外各大機構認證，備受肯定。

個人化健檢服務和醫療品質的堅持受到客戶與外界肯定，讓我更有信心擴大健檢量能，因此在二〇〇〇年搬入松德路新址，營運面積倍增，我們決定積極跨入企業員工健檢市場。當時員工健檢尚未成為潮流，多數公司也尚未將之列為福利，然而聯安認為，員工的健康其實與企業的競爭力息息相關。

當時健檢業界多以低價促銷或與保險公司合作進行低價位的團體保戶體檢，而聯安選擇走另一條路——不降價、不促銷，宣導企業應提供完整的健檢方案來照顧員工健康，以提升品質與優化服務來爭取客戶。

當時的聯安客戶中，已有不少是企業主或中高階主管，我與當時的李文雄總經理常會找機會向他們分享一個聯安運行已久的概念：「照顧員工，就是照顧你的企業。」聯安一向認為，員工是企業最重要的資產，因此若能維持員工身心健康，就能提高企業競爭力。

動之以情，訴之以理，就這樣隨著持續不斷溝通，果然有愈來愈多企業把員工健康檢查納入員工福利，甚至聯安的企業客戶也願意為員工提高健檢預算，來聯安體驗更個人化的健檢服務。

針對這些企業員工團檢，除了基本檢測項目之外，更根據預算規劃不同健檢套餐，依據公司需求納入如壓力荷爾蒙、男性荷爾蒙、女性荷爾蒙、食物過敏原等功能醫學檢測項目的選項，並且依據健康風險的評估，將肺部電腦斷層的檢測列入選擇中，讓健檢員工在有限的預算條件下，也能依個別的健康狀況，進行彈性選擇或自費加選，將健康職場的觀念引進企業內。

量身訂做健檢方案，共同守護企業員工健康

聯安診所　企劃部經理　盧瑩慧

從一開始服務個人健檢客群，因口碑相傳，加上許多健檢客戶本身是公司高階主管，因體驗良好，所以回到公司後也向公司推薦，希望與聯安簽立健檢合作契約。員工是公司重要資產，而員工健康更是企業最大的競爭力，聯安積極鼓勵企業照顧員工健康，提供企業完善健檢方案，推廣至今聯安每年服務超過五百家企業，且詢問度持續增加，這份信任也促使我們更有使命去協助企業照顧員工健康。

秉持「專業、人性、效率以及完整」，聯安提供客戶最詳盡的照顧，

且不斷聆聽客戶需求強化提供的服務。比如聯安的無痛腸胃鏡檢查，從剛開始發現息肉僅能做切片服務，到之後引進高階儀器完成息肉切除、並外送化驗的一站式服務，就是由於聆聽客戶，希望能夠一次到位的需求，而逐步優化的結果。

此外，聯安會依據客戶需求提供客製化的健檢方案，除提供法規規定的需求外，也會了解各家企業的需要，如客戶有腸胃道問題，則可規劃含腸胃鏡檢查方案；也有公司因常需加班，故提供相關的心血管、肝臟篩檢等內容，並提供多項加選項目，讓客戶能在公司提供的福利框架中，依個別需求有更多選擇。

其實不論是個人客戶抑或是公司客戶，聯安都秉持著一顆待客戶著想的心，於整體檢前、檢中、檢後的服務環節，教育全體員工以人為本的服務理念，盡己所能提供最好的服務。

真心用人學，花十年等一位院長

這些年來，聯安除了持續引進新檢項、新儀器，且有穩定攀升的客戶人數外，更重要的是在這些年的積累下，聯安的醫療專業團隊陣容日益堅實。

我認為人是一間企業最重要的資產，唯有找到認同聯安企業文化的人，並把人放在對的位置，好好發揮，團隊才能合作無間，也才能提供客戶最優質的專業服務。

為了尋得一位好醫師，我願意等待多年。例如聯安預防醫學機構的鄭乃源總院長，初認識他的時候，他的醫療專業或人格特質等都讓我心中認定他是團隊需要的不二人選。但考量到他那時還在台北市立聯合醫院服務，我只能一直等待，並持續與他保持聯繫，鍥而不捨地等了十年，才終於等到他從公家醫院退休，正式加入聯安團隊，肩負起診所院長一職，領軍醫護團隊。如今回看漫長等待是值得的，因為人才難覓、知音難尋，只要是好醫師，我都願意耐心等候。

在聘用一名醫師之前，我會做很多功課，除了深入了解此位醫師的專業、解說報告的方式、也詳細說明加入聯安可能與在醫院工作的差異，我還會同時分享聯安與客戶互動時的做法，讓他更加認識聯安企業文化。尤其多數醫師來聯安之前，都曾在其他醫療院所工作過，因此可能會不太習慣健檢機構強調同理心、溫暖的服務、管理或作業模式，加上聯安相當重視人性服務，來到這裡難免要磨合，甚至要有意願調整自己的想法與做法。

面對有意願加入的醫師，我則當仁不讓協助他們順利融入聯安這大家庭，機構行之有年的醫師會議與品質管理會議更是一個很好的渠道。

醫師會議上，我們會設定主題，透過分享案例，以說故事的方式促進彼此交流；更會以幽默的方法表達自己在服務客戶時秉持的心態，並分享與客戶拉近關係的撇步。

比如若要顯得熱情、具親和力，那說話語速可以稍微慢一點；解說報告時不要講得又急又快，也不要總是只有一連串的專業術語，不只客戶聽不懂，還可能增加客戶的苦惱；眼睛要看著客戶，不要只盯著電腦螢幕；客戶一進診間，可先對他微笑，或問候幾句，例如「做了一整天的健檢，辛苦你了」或「第一次來聯安做健檢喔，謝謝你，把第一次的寶貴經驗獻給我們」等等的話語。

透過這些撇步的分享，我想讓醫師們明白，其實服務二字，說難並不難，貴在細節、難在用心。

打造不一樣的健檢品牌，
走可長可久的路（松德路）

而在品質管理會議上，我也會不斷叮嚀醫護同仁，用同理心去對待客戶，多聽聽別人的意見。尤其提供服務前要認知到，客戶來健檢與去醫院看病是不一樣的，因此千萬別將客戶當成病人，並且要感謝對方信任聯安。同時我也不斷提醒同仁，別因稱讚而自滿，反而更該思考如何做得更好、更盡善盡美。

視客如親，微笑就能真誠由心展露

聯安診所　超音波室主任　楊建華醫師

我是二〇一二年加入聯安團隊，到聯安後一開始最不習慣的，就是與客戶間互動關係的改變。以往在醫院，我面對的是病人，我的角色是醫師，主要的工作是讓病人的病情經過治療後得到改善、恢復健康。有時候為了病人好，難免不假辭色；然而在聯安就不同，因為是預防醫學的工作，面對的不一定是生病的人，且聯安講求的是讓客戶在無壓力的情況下完成健檢，自然非常重視暖心的服務與態度。

所以醫師在解說報告時不可以太嚴厲，臉上需不時帶著微笑，耐心地傾聽客戶的聲音。剛開始時心情上一時轉不過來，會讓人較不習慣，再加上以往醫師給人的印象原本就較嚴肅，於是比較容易與客戶發生小爭執。大概經過了半年的磨合期，藉由不斷地與其他醫師同仁們請教學習，以及總經理經常與我們分享工作心得及經驗傳承，才漸漸地改善我與健檢客戶之間的互動關係。

其實對待健檢客戶，要如同對待自己的親朋好友一樣，因為你真誠關懷他們、在意他們，他們自然會感受到你的用心，這就是同理心。經過這一段磨合期，如今我跟健檢客戶間，就像朋友一樣，真誠關心他及提醒他，該如何注意健康保健及預防之道。非常感謝總經理及聯安團隊，讓我受益良多。

混亂時局考驗不斷，齊心串聯，迎接朝陽

回首這些年，一路走來，聯安面對過很多挑戰，好像每個階段都有一個需要跨越的檻，然而一旦過關，不論是機構或者個人的成長，都能快速躍升。

聯安搬遷到松德路第二個家後，隔年原址就經歷火災侵襲，很幸運能一一倖免於難，機構業務也穩健成長。沒想到，老天爺持續出考題，各種試煉從沒停歇，過沒兩年，更大的挑戰降臨眼前。

二〇〇三年，還記得嗎，那年台灣受到SARS重創，當時很多人不敢出門，聯安也受到了不小的打擊。

關懷電話迎來 SARS 轉機

從二〇〇三年三月台灣通報第一例境外移入 SARS 患者起，陸續傳出疑似感染案例，不只疫情愈來愈嚴峻，甚至出現和平醫院封院以及數家醫療院所暫停部分門診的情形。

短短幾個月，上萬人接受隔離，全台灣共有六百七十四名確定病例，八十四例死亡；同年，世界衛生組織將 SARS 定名為嚴重急性呼吸道症候群。

當時各界對這來勢洶洶的病毒所知有限，人人自危，沒有人知道會持續多久，因此所有人都在減少與他人接觸的可能。而疫情肆虐期間，首當其衝的醫護人員個個神經緊繃，風聲鶴唳，氛圍詭譎不安。

也因此，疫情期間有連續好幾個月幾乎沒有客戶來預約健檢，我記得很清楚，當時我依然每天一大早到機構，但眼前所見總是門可羅雀，原本一天有百餘位客戶，但 SARS 期間一天可能連十位客戶都不到，整個健檢場域冷冷清清，甚至好幾個月沒有營收。

說實在我很焦心，一方面擔心疫情，一方面也擔心機構營運。聯安經營一向穩健保守，財務健全，機構有足夠的營運週轉金，再撐數個月沒問題，也可正常發薪，不至於像當時許多企業行號得實施減薪或積欠薪水。不過考量到後續發展仍晦暗不明，還是得做風險控管，我們於是改採輪班制，也降低同仁們染疫風險。

日子一天又一天過去，疫情持續低迷，看不到盡頭。總不能坐吃山空，從機構管理者的角度，需要有所作為，未雨綢繆。

當時和李文雄總經理一起討論，商議因應之道，我們決定把所有同仁都找回機構，除了接受功能醫學專家梁錦華醫師的課程，充實對 SARS 病毒的認識並了解如何透過提升免疫力，做好預防保健外，大家更一起用具體行動打電話關心客戶。

有句話說，知識就是力量，有了專業且完備的醫療知識之後，有同仁跟我說內心感到特別踏實，對這連肉眼看不到的 SARS 病毒，好像也沒那麼害怕了。

於是同仁們開始逐條整理數萬筆客戶名單，將名單分配到各部門，再往下分配到每個人，彼此分工，展開動員百人的電話關懷行動。

護理部、放射科、檢驗室、企劃部、健康管理中心等各部門全體總動員，機構上下團結一致，撥出一通通電話給曾經來過聯安的客戶，一方面教導他們如何在疫情期間做好自我保護，讓自己與家人都能平安健康，避免過度焦慮或不安；同時也在電話中關心客戶當時的身體狀況，有任何異狀我們都一一記錄下來，有些需要趕緊就醫的，我們協助安排，有些可持續觀察的，就讓客戶知道：不要怕，後續有任何健康問題，隨時找聯安，我們可以提供全方位的醫療保健服務。

打電話聽起來好像很簡單，但對於有些不善言辭或較內向的同仁來說，其實相當需要練習或給予心理建設。尤其有些部門的同仁平常工作性質相對單純，較少與客戶互動，因此更容易內心忐忑，也擔心客戶會不會接到電話而感到不耐。

暗自觀察到有這現象，我站出來鼓勵同仁不妨想像一下：「在疫情晦暗不明的時候，獨自待在家中的客戶們應該是很擔心害怕的，這時候我們主動打電話去問候客戶，不是要去煩他們、吵他們，而是帶著善意去給予關懷，將如何健康的方法送給他們，幫他們找健康、避免疾病上身，你們說這是不是很有意義，很棒的工作嗎？」

透過不斷鼓勵、信心喊話，原本內向的同仁逐漸克服心理障礙，拿起話筒，一通又一通電話，熱線不斷。就這樣，全體同仁齊心協力，總共打了數萬通電話，把所有曾來過聯安的客戶全部關懷了一遍。

很多同仁紛紛跟我回饋，表示當對方知道我們是聯安診所要提供一些醫療保健的方法時，話筒那端傳來的口吻都非常開心，不只很認真地聆聽我們的各種專業建議，也沒有一個人因不悅而半途掛斷電話，更主動提出不少困惑請益，很多客戶甚至話匣子一打開，欲罷不能。

不少客戶也回饋，這陣子每天打開電視，便會看到負面的、令人恐懼的訊息，導致人心惶惶、心緒不定，能接到護理人員給自己的關懷電話，甚至有詳細的衛教資訊，安心不少。

同仁也反饋，說以前從沒有機會直接跟客戶互動，經過這次打電話關懷，不只了解客戶心聲，更深刻地貼近客戶，覺得自己做了件很有意義的事情。

除了電話關心，我們也不定期透過電子郵件發送最新的 SARS 相關資料給客戶參考，除了提醒民眾防範 SARS 的方法，更希望藉由正向的衛教資訊，幫助大家遠離新聞帶來的恐慌，重新找到心靈的平靜。

我們堅信，疫情是暫時的，總有一天會過去，在那天到來前，最重要的是照顧好自己、照顧好身邊的人！

這些點點滴滴，也像是在提醒著我，也許危機就是轉機，儘管疫情讓客戶暫時遠離了我們，卻讓同仁的心更加的靠近。也不曉得是否真的自助者天助之，接近秋天時，SARS 疫情逐漸趨緩，隨著疫情接近尾聲，主動打電話來預約健檢的人數突然暴增，幾乎所有的客戶都回來「找健康」！

那年最後一季，也就是十到十二月那段期間，工作量相當大，機構上上下下每個人都又忙又累，甚至為了讓所有預約的客戶能順利完成健檢，我還特別加派人力，並加開看診日。

就這樣大家從秋天一路忙到年底，但即使累翻了，卻沒有一位同仁抱怨，每位同仁都帶著愉悅歡喜的心在工作，真的是歡喜做、甘願受。

熬過健檢的寒冬，迎接我們的是豐收的果實，那一季的業績竟是當年最高峰，原本擔心將近半年業績導致的空檔虧損，居然在最後那三個月全部打平，年度結算時，這一年仍有盈餘。能繳出如此漂亮成績單，是我們面對SARS疫情時始料未及的。

也萬萬沒想到，因為這一場大規模的電話關懷，意外激發起同仁自己也不知道的能力。我們有位資深同仁，她原本是護理師，但在打電話關懷客戶的過程中，越發懂得如何跟客戶應對進退，提供服務。沒多久，她主動申請轉調部門，改負責健檢諮詢的工作，第一線接觸、了解客戶。她跟我說，從沒想過自己有此潛力，更覺得在不斷新的學習刺激下，成長很多，我替她感到開心不已。

這場SARS疫情對聯安來說是一次重大的試煉。聯安上下所有同仁化恐懼為鼓勵，扮演健康使者，主動出擊，成為一股穩定的力量。現在回想，聯安與所有同仁如同命運共同體，同在一艘大船上，卻不畏驚滔駭浪，反倒能夠齊心協力將船隻駛過短暫黑暗，繼續航向蔚藍大海。

這也讓我更加深信，處在愈混亂的時局中，愈要將心安定下來，盡一切所能，以善良的心將溫暖傳送出去，幫助每個人身心更健康。

將關懷生命落實於日常，SARS 期間的關懷行動

聯安診所　檢驗科　馮美玉

那年 SARS 的疫情來的很突然，很多人都沒有心理準備，感覺只是一眨眼，突然就四處人心惶惶。除了人心的浮動，許多產業的生意也都受到影響，以聯安來說吧，我記得不過幾天時間，聯安就從門庭若市到門可羅雀，說實在的，我既擔心生計又擔心這未知的病毒，一時竟有點無所適從。

還好，聯安的應對非常迅速，當即除了提供員工完整的教育訓練，讓我們明白自己面對什麼樣的病毒，更發起全員投入電話

關懷客戶的行動，化被動為主動，積極應對眼前的難關。

但老實說一開始要打電話給客戶前，我真的很擔心，畢竟平常都待在檢驗室，互動最多的除了同部門的同事就是檢體，幾乎沒有與客戶互動的經驗，又擔心客戶會不會覺得我打擾他，內心相當忐忑，心理準備了好久，才打出第一通電話……

電話那頭傳來的不是不耐煩，而是客戶又驚又喜的聲音，大致都是表達在疫情期間有專業人士的關懷與衛教讓他們感到相當溫暖與安心。而隨著一通又一通的電話，我終於明白，自己並不是在打擾客戶，而是在送溫暖給客戶。

也因為自己投入在關懷客戶，所以原先的害怕與恐懼也漸漸的淡去，那段時間內，無暇胡思亂想，而是心心念念著，怎麼樣才能夠在跟客戶通話時有條理地衛教、溫暖地關懷。我想，這也是在聯安最特別的感受吧，很多時候，我們的起心動念，都源自於對客戶的重視，真正實現我們關懷生命的願景。

心安自能身安，啟動聯安 Can Help

也因有過 SARS 經驗，所以當二〇一九年底出現 COVID-19 疫情，隔年一月衛生福利部成立指揮中心，全國上上下下繃緊神經時，聯安知道，恐又有一場硬仗要打，但我們始終沉著應對，不自亂陣腳，也不驚慌失措。

尤其當時聯安也遇到前所未有的挑戰——在遇到撼動全球的 COVID-19 疫情前一個月左右，李總經理剛離開我們（聯安第一任總經理李文雄先生於二〇一九年十一月因病離世）。可能有人暗自揣想，我能不能帶領大家撐過去？甚至還有人私下問我會不會覺得自己很倒楣？李總一走，我就遇到世紀大挑戰？

當時機構一位股東在第一時間傳訊息給我，上面寫著：「妳千萬別因此有太大的壓力，因為這不是妳的問題。」在健檢現場服務客戶時，也有好幾位跟我稍熟的客戶會幫我加油打氣：「曾總經理，健檢現場就妳最熟了，妳就繼續做下去就是了」、「總經理，沒人比妳更知道我們需要什麼，加油！」、「曾總，別怕，妳就做妳覺得該做的就好。」……

這些來自股東或客戶的鼓勵話語，給了我極大的力量，我比以往更清楚的感受到大家對我的愛與善意，也因此，儘管並非沒有擔憂，但在一張張笑臉下，我所有累積的疲憊或苦惱，瞬間煙消雲散。我明白唯一掌握在手的，是心態，是在這樣的環境中，我們還能做什麼。

我很快就跟幾位資深部門主管商議如何動員內部運作系統、人力調度。除了配合政府防疫政策外，我們更擬定三項政策，分別是「關心、品質、學習」。

政策一・關心：積極致電關心客戶，並提供維持身心健康的知識與服務。

政策二・品質：優化專業與服務品質，舉辦醫療專業、醫客溝通等多元教育訓練。

政策三・學習：安排醫護人員跨部門學習、強化橫向溝通，提升同理心。

我一向認為時局愈是詭譎不安，心愈要安定，才能走得久，尤其是同仁們的心一定要穩住。員工是企業最大的資產，所以面對疫情首要之務，就是協助員工維持身心健康。

為了安定人心，疫情初始，我親自去參加各部門舉辦的會議，跟同仁溝通機構的應變措施與相關政策，並關心同仁及其家人的健康，叮囑大家這時要更重視自身狀況，維持正常且規律的生活型態。同時我也讓同仁們知道，遇到這波未知的疫情，機構不會減薪、不放無薪假，希望每位同仁都能維持穩定的工作與生活，就跟當年SARS一樣，我們一起攜手走過黑暗，光明很快就會到來。

每一天我都戰戰兢兢，用最審慎的心去做每一項重要決策，努力照顧好每一位員工，畢竟每一位員工的背後代表著一個家庭，責任重大。

在COVID-19疫情最嚴峻的那段期間，政府規定各醫療院所必須降載，如果屬於非必要的手術（不會危及生命的手術，例如近視雷射手術或醫療美容）或非必要的醫療處置（健康檢查、醫美或牙科等），都建議暫緩提供醫療服務。

聯安完全配合政府防疫政策，依規定行事，尤其在二〇二一年四、五月期間，更暫時關診好幾天。當時很多健檢中心也都暫時休業，許多醫院只收緊急患者，更有不少公司行號採取分流措施，讓員工在家工作。但到了二〇二二年，在客戶反應下，我決定更積極改變並盡量不關診。這並非只是聯安想要賺錢、非要營業不可，而是我知道客戶真的需要。很多客戶透過業務同仁表達需求，有些客戶則直接跟我反應說，他們需要健檢醫療服務。

我想了想，召集所有同仁先進行內部溝通。我誠懇地對大家說：「在面對未知前，首先要盡可能理解未知，所以在看待 COVID-19 時，要先了解傳染病的真實面貌，才能做好防範措施，保護好自己與家人。我更鼓勵大家，即使會害怕，也不要讓自己一直陷於恐懼之中，尤其我們是醫療從業人員，身上有照顧客戶健康的使命！我們的能力讓我們可以用最正確的醫療專業，去照顧有需求的客戶！」

在拍板開診的決定之前，我也同步在機構進行了內部調查。問醫師同仁們願不願意出來上班，維持正常看診。畢竟他們也有家人，得尊重他們的意願，設想得更周全些。調查結果顯示，聯安的醫生同仁們都表達願意來看診，配合機構執行健檢醫療工作。就這樣，我們啟動了「聯安 Can Help」。而這不是一句口號，我們真實做到了。

一方面透過分流措施，同仁們輪流來機構上班，同時加強內部教育訓練，邀請專業人士線上授課，趁著業務量縮減的期間，精進專業知識與技能，讓同仁們能持續有所成長；另一方面我決定維持少量的健檢業務，協助客戶進行常規的回診與複檢作業。

我更擬定完善配套措施，確保開診期間所有人都能平安，做法是我把需要健檢的客戶集中在幾天內完成，例如每個星期只開診三天，每天可預約的健檢數額也降低，這樣現場服務的同仁人數就可以更精簡些，讓健檢現場有足夠空間維持必要的社交距離。當然機構每天都要求現場同仁做快篩，每一位來健檢的客戶也同樣需要出示快篩陰性證明，確定彼此都安全無虞，才能展開健檢醫療服務。

看見需要，用真心全力以赴

即使已經限縮健檢人數，有足夠寬敞的空間可維持基本社交距離，但我還是得盡全力保護在第一線服務的醫療人員安全。所以針對一些風險較高的檢查，尤其是需近距離且會透過飛沫傳染途徑的檢查，如肺功能、耳鼻喉科、胃腸鏡檢查，疫情期間暫時停止服務。

有了這些安全防護，健檢業務也就一天天順利展開。事後有些醫師同仁陸續給我回饋，認為我決策正確、處理得宜。坦白說，我當時做出決策時，內心其實是很緊張的，只是外表依然鎮靜，沒被看出來。有朋友忍不住問我，很多醫院或診所都不敢正常營業，許多門診紛紛關閉，加上疫情仍持續延燒，每天全台確診人數不斷攀升時，我怎麼還敢開門營業？

但我當時只有一個想法，因為我看到很多人依然需要門診醫療，很多客戶有健檢需要，卻無處可去，求助無門。

當時有位客戶來找我，他本身是醫師，疫情期間自覺胸悶嚴重。他暗自懷疑可能是心肌梗塞，於是去了北部某大醫學中心看診，希望能安排心臟超音波檢查，但醫院基於 COVID-19 疫情考量，表示得等一段時間做此檢查。這位醫師朋友就來請我幫忙，我評估他的整體健康狀況之後，建議他除了做心臟超音波檢查之外，也可考慮一併做肺部電腦斷層等檢查。果不其然，檢查結果得知，不是心臟出了問題，主要病灶在肺臟，透過電腦斷層檢查，聯安幫他及早偵測出肺癌，得以早期接受治療。

還有一位客戶，出現輕微發燒症狀，因他長期身體有疲累感，懷疑自己生病了，但他擔心如果去醫院會被當成 COVID-19 病人收治，畢竟當時整個社會風聲鶴唳、草木皆兵，因此他來找我協助。

我根據他的年齡、過往病史及家族史等綜合判斷之後，幫他安排相關檢查，檢查後發現他的確沒有染疫，而是急性肝炎。也因為快速找到病因，對症下藥，這位客戶能在最短時間內接受後治療了一段時間後，身體逐漸康復。

在 COVID-19 疫情期間，此類的案例不少。我的想法從來沒有改變過，一切的作為不以金錢考量，只看客戶有需求。如果能夠幫助客戶、不讓客戶擔憂，聯安一定全力以赴。

在各行各業飽受疫情重挫下，聯安沒有退卻，勇敢迎向每一個挑戰，回首三年多的 COVID-19 疫情期間，日日夜夜如履薄冰。很感恩同仁們願意持續跟著聯安，堅守崗位、攜手平安度過這一千多個日子。

現在回想，聯安 Can Help 達到三贏局面。首先客戶需求獲得即時醫療協助；其次機構能維持一定客源量，有基本營收；第三來聯安工作的醫師、護理人員能出來工作，維持生活基本收入。

說實在的，我提心吊膽了好長一段時間，畢竟身為一艘大船的船長，在波滔洶湧下所做的任何決策都影響深遠，我得負起全部的責任。一旦決定開診，萬一有人確診沒處理妥當，甚而導致機構出現集體感染，後果將不堪設想，恐怕聯安就此毀了。

所以有段時間我壓力不小，一方面得扛起機構所有同仁以及客戶的健康責任，另方面偶爾有員工居家隔離，無法來上班時，如何調派人力，時時考驗著我。

在COVID-19疫情籠罩下，我每天戰戰兢兢，最優先的考量，便是所有人的安全。我把壓力往心裡放，畢竟很多苦憂煩悶，多說無益，反而給別人壓力，我心想要苦就苦我一人就好，要擔心就讓我一個人擔心就好，所以我一如故往，每天用笑容迎接客戶，在健檢現場用行動支持同仁們，讓大家安心，我，一直都會在。

聯安 Can Help，是信念也是行動

聯安診所　健康管理中心主任　曾斐敬

二〇二〇年 COVID-19 爆發後，開始出現「台灣 Can Help」的口號，而站在企業端的角度，我們則開始思考聯安可以 Help 些什麼？最基礎的便是 COVID-19 的防治措施，除了人流管制，我們更針對不同的檢項做評估，如耳鼻喉科、幽門桿菌呼氣試驗等可能有傳染風險項目，在疫情嚴峻期間暫時停做。

同仁們開始致電關懷客戶，並寄送完整衛教資訊、開設線上衛教課程，教導民眾被隔離時的飲食、睡眠健康、心理調適與運動等面向可以怎麼做。

同時聯欣診所也開始販售防疫保健包，讓希望增加免疫力的客戶有購買保健食品的管道。

我認為最重要的，是我們並沒有因為恐懼而停止營業，更精確地說，當時聯安完全無心恐懼，我們想到的是有身體不適或有例行回診需求、需要複檢異常檢項又不敢去醫院的客戶怎麼辦？有些客戶胸痛、胸悶擔心會有心肌梗塞風險，難道就這麼讓他的病症持續進展嗎？於是本著原本就是醫病分離的環境，在良好的防治措施下，聯安依舊為了這些客戶堅持在崗位上。

在安全、關懷、充足的教育訓練與知識的基礎下，我想聯安Can Help不只是口號，更是疫情期間，我們的信念與行動。

「尋找禮物」的「心」運動

疫情期間，同仁們即使分流上班也沒閒著，仍持續透過線上方式進行互動與學習。在各種學習類別中，有一項尤其特別，我們稱為「尋找禮物」的「心」運動。

做法是，各部門主管帶領同仁以分享疫情帶來的禮物，鼓勵大家逃脫恐懼，從感謝的視角，不僅談談對疫情的憂慮及體悟；也邀請同仁分享在聯安工作期間，除了薪資福利外，還獲得過哪些滋養心靈的禮物。

我問同仁：「你來聯安工作得到了什麼？」並請大家思考後，寫下來。每位同仁寫的都不一樣，有些人說變得更專業了，有的寫說原本不懂服務，來聯安之後好像抓到訣竅了，還有人覺得來到聯安工作更健康了，有人說買了房子，也有人說在工作中找到活著的意義。

我相信每個人來到聯安都獲得很多獨特的禮物，而在疫情期間刻意請大家寫下來、彼此分享，便是希望讓禮物如同小水滴的匯集，成為蘊含豐富的大海，藉此讓同仁懂得以感謝的心，發掘工作的價值，也凝聚員工向心力。一旦身心取得平衡，較能維持良好的健康狀態，面對工作上的挑戰也更能從容應對；因為只要心安，自能身安。

疫情讓世人慌張，亂了步調，但任何事情都有一體兩面，我反而看到疫情帶來的可貴。以我個人來說，COVID-19疫情帶給我很多禮物，例如：我的生活更規律了，步調也稍微放慢些，同時我養成早晨禮佛、背經文的習慣，也讓我學會了獨處，在沉靜中，更有自信做出正確的判斷或決策。

以前我只想著危機就是轉機，現在我依舊這麼想，但卻多了更多的感謝、更多的感動、感恩。

其實早在二〇一五年，我就開始在機構內部展開「尋找禮物」運動。我的靈感來自於一本書，書名就叫做《禮物》，由史賓賽・強森博士所寫，核心概念是：每個人來到這世間都有屬於自己的禮物，但這份禮物需要自己去尋找。書中有位年輕人用盡各種方法、四處探尋，渴望找到老人所說能讓他快樂的禮物，但一次又一次都失敗；直到有一天，年輕人決定暫時放下這一切，不再汲汲營營地盲目追尋，他才赫然發現，那份禮物，原來一直就在他的身邊，也就是活在當下。

禮物（present）這個原文字義，既是禮物，也意味著「現在，此時此刻」，如果我們都能專注在此時此刻發生的事情上，用正向的角度去看待、去善解，自然能找到屬於自己的禮物，一旦我們愈懂得珍惜這份禮物，就會愈快樂，變得愈輕鬆，也更容易把握現在，享受當下。

這本書對我個人影響深遠，尤其我們在職場中看到有些人常常會抱怨，但如果能換個視角，多去看到自己已經擁有的，而不是老在比較或專注在自己缺少的部分，那麼就容易感到幸福快樂、豐盛盈滿。也因此我當時看完這本書之後，很積極在機構內推動，鼓勵大家閱讀並且實踐。

或許是從事預防醫學工作的緣故，我經常在想，到底應該抱持什麼樣的心態，才能真正關顧到客戶全面性的健康？《禮物》這本書讓我領悟到，真正的預防醫學，是全面性的，必須身心靈三者缺一不可，唯有讓自己擁有正能量、懂得情緒管理，維持樂觀與正向的生活態度，才能與他人維持良好關係。我常跟同仁們說，我們從事預防醫學，如果自己經常不開心，如何能好好服務客戶、讓客戶也開心呢？

每日晨起時，我都會提醒自己，抱持一顆感恩的心，再帶著一雙發現美的眼睛，心想著：「哇，太好了！今天又是一個找禮物與送禮物的一天了。」

我衷心相信我們每一天都可以得到禮物，也可以當個送禮物的人。一句問候、一句讚美、一句關心的話語都可以是禮物，在簡單的語言之中，送禮物的動作已經完成了；面對工作中的挫折、挑戰或困境，只要懂得換個心境、轉個彎思考，抱持著「一切都是好極了」的心態，以積極的態度去思索如何解決問題，不要陷入問題本身，逆境也將會是一份禮物。

所以禮物的認定很寬廣，不限於物質或心靈上的，可以想成是過去你沒有但現在你收到了，可以讓你進步與成長，讓你愈來愈好；也可能是份指導，教你如何更專業、更有服務熱忱，但當下收到禮物的人，不見得開心。不論如何，在我的認定中，我認為禮物就是一種非常美、充滿善意的，可以幫助你成長，讓你更好的。

禮物可大可小、可輕可重，無所不在，只要願意打開心門，用一雙美麗的眼睛看著發生的一切，就會發現自己不斷在收禮物，也在送禮物。很有意思的是，當你送出去愈多，得到的禮物也就愈多。

用愛灌溉企業，禮物運動你和我

我認為送禮物跟收禮物是同時在進行的，你把禮物送出去的同時，對方給予的回饋也贈與了自己一份禮物。舉個例子，前陣子機構來了一位新的護理人員，幫客戶打針時常常失敗，得重新再打，她的部門主管請我去關心、指導一下。在詢問、關心之下，這位新護理師終於告訴我她的煩惱：「每次剛打進入的時候很順，打到一半時，這支針就推不進血管內。」

看著她滿臉苦惱狀，我傳授她一些技巧，好比可試著把針頭埋深一點等等。我對她說，這是我過去在醫院急診室的經驗，分享給妳，之後如果有機會，我會在妳旁邊看著妳打，妳不要太緊張，因為我只想了解妳真正的問題在哪，協助解決問題，在聯安大家都是互相學習求進步。以上這些，就是我送給新護理師的禮物。她當下對我說：「總經理，妳剛剛跟我講的我真的收穫很多，謝謝妳，我收到禮物了。」

漸漸學會贈送禮物的同仁，也應用到家庭生活中。聯安因為工作性質特別，上班時間比一般公司行號還早，同仁們每天必須很早出門，有位護理師不得已必須讓年幼的孩子自己去上學，護理師原本每天出門時都帶著不安和內疚，但經過禮物運動練習之後，她嘗試換另一個角度看問題，不僅自己變得輕鬆，兒子也愈來愈獨立，她說：「如果不是來聯安工作，可能到現在還一直過度保護兒子，原來這就是全家人的禮物。」

禮物運動也越推越廣，除了自己、同事、家人，來到現場的客戶也是我們「送禮」的對象。曾有位約二十來歲的年輕健檢客戶患有嚴重厭食症，他的媽媽對此相當苦惱，同步也影響了自己的健康，因此一起來聯安做健康檢查。

當時我遠遠觀察到這位愁眉不展的媽媽，便趁她檢查告一段落、等待聆聽報告前，趨身靠近，跟她輕鬆閒聊、話家常，聊著聊著，她竟一股腦地把心中煩惱全說給我聽，原來問題是出在親子關係緊張。她兒子想要變性，但她難以接受，雙方關係劍拔弩張，僵持不下。

這位媽媽個性保守，是傳統典型的女性，期待兒子日後有份穩定工作、娶妻生子，我對她說，其實妳已經盡力了，這不是孩子的錯，也不是媽媽的問題，妳不用責怪自己，內心懷著一份愧疚，心情鬱悶，身體怎麼能真正健康起來呢？為了讓她未來能更懂得愛自己，以一顆沉靜的心面對未來種種發生，我鼓勵她去參加一些心靈提升的課程。

經過很長很長一段時間後，某日，我收到了一份輕巧禮物——一封字跡娟秀的感謝信。

原來她在我鼓勵下，透過學習慢慢改變了對孩子的態度，也願意以接納的心來面對孩子的選擇，孩子的厭食症狀也明顯跟著好轉，過了幾年，孩子畢業也服完兵役，順利找到工作，她則在退休後，擔任心靈成長課程的義工。閱讀這封信時，我感動莫名，她在這封信上寫著：「在聯安遇到一群不僅有醫學專業的人，還遇到有人願意花時間來陪伴、幫助我解決心理上的煩惱，並告知我可學習的方向，讓母子關係逐漸釋懷，身心也變得健康了，真是非常感謝您。」

每一位客戶來到聯安，可能起初的目的是為了做健康檢查，但只要客戶願意向我們說出他內心的需求，我們都很樂意提供方法或力量協助，提供家人般的扶持。也因為客戶給了很多回饋，讓我們更清楚知道客戶還有哪些需求沒被滿足。每一個回饋就是一份禮物，也因為得到客戶給了我們很多禮物，才會讓我們不斷進步跟成長。醫客之間擁有和諧關係，不僅能令人感到溫暖，也能傳遞愛與關懷，我想這也是全方位預防醫學的具體展現。

我堅信，只要每個人懂得在日常中找禮物、送禮物，就能為生活找到動力與樂趣，當自己開始這麼做的時候，就能改變思維，進而影響行為，讓自己變得更開心、更快樂，也能關照到周邊的親友，甚至是照顧到工作夥伴或客戶，真正做到由心出發的關懷以及貼心的服務。

經過這麼多年，同仁們逐漸落實禮物運動，願意把我跟他們談話的過程變成禮物般看待，過程中我也有很多學習。今天我要用怎樣的口吻說話？如何表達可讓對方欣然接受？所以我得到學習，同仁們也逐步成長。

禮物運動，聯安永續的養分

在聯安這麼多年，我收過太多太多禮物，數算不完，最令我覺得特別且感動的是，生日時同仁們送我的卡片。

早年我推動禮物運動時，我發現同仁們不太會表達，我就在每年過農曆年前後，寫紅包給同仁，例如我在紅包袋上寫著：「親愛的某某，堅持學習，讓自己更有智慧面對一切，更有方法和孩子相處，任何境界都是挑戰，劇本自己寫自己導，自己演出……」、「親愛的某某，很開心你加入我們的團隊，非常肯定你的努力，好好的把握每一次的學習，你會愈來愈優秀。」

不論新加入的成員或資深同仁，我根據自己的觀察，在紅包袋上親筆寫下對同仁的期許或叮嚀，用具體行動表達祝福。慢慢地同仁們也練習拿起紙本，貼心回饋，像是在我生日當天，送我卡片，上面寫滿對我的祝福。

一張張卡片，令我感到欣慰，不只是因同仁惦記著我，更是因為同仁們愈來愈懂得如何具體表達自己。例如卡片上寫著：「二〇二〇是不平靜的一年，因疫情造成各行各業的損失，但我們因為有總經理的用心帶領及同仁的團隊精神讓我們有份安定的收入，感謝願意付出的所有人，有了感激和感恩，才會覺得幸福，祝福永遠都這麼有活力的總經理健康平安，生日快樂」、「感謝總經理在這波疫情影響下，即使來客數驟減許多，仍然可以帶領著我們渡過此次的難關。相信您定是費盡許多的心力，考量許多不同的方案才做了最後的決定。在這個特別的日子裡，誠摯的祝福您生日快樂。」

大大小小的卡片如雪片般送來，在我桌上堆滿一落，每一張，我都細細閱讀，將同仁的禮物收到心底深處。而在這些送禮、收禮，學習說出自己的過程，我也看到同仁們的創意，更感受到這些年不只我始終將同仁惦記在心，而他們也是一樣，以滿滿的愛灌溉著我。

比如有一年生日，我收到一本非常特別的書，書封照片上竟然是我，書名是《原子祝福——原子心意凝聚成無價的正向能量》，再仔細一看，作者是「聯安全體員工——謹獻」，打開翻閱時發現，每一篇章收錄著各個部門同仁對我說的話、親筆書寫的祝福、參與機構不同活動的照片，滿滿兩百頁，全彩印製，書背左上角寫著一段話：「每位聯安同仁原子般的小小祝福，包含著最誠懇的感恩與心意，凝聚集結成巨大且無價的向心力，獻給總經理，生日快樂！」

當下，我真的感動到眼角濕潤，我知道，這些年來，同仁們都收到我送的禮物了，而我也確實收到數不清、極為珍貴的禮物。打開心，用一雙美麗的眼睛去看待週遭環境，多去看自己已經擁有的，那麼你將發現，禮物無所不在，讓每一天都充滿希望。而我也會繼續將禮物運動推展下去，我相信，這是聯安得以永續經營的重要養分。

聯安送我的禮物，從心到全人

聯安診所　心臟血管內科主任　施奕仲醫師

轉眼間，到聯安任職三年了。讓我感到收穫滿滿之餘，更覺得相當溫暖、溫馨。

聯安真的帶給了我一個很大的禮物。我從一個專注在心臟血管醫學的臨床工作者，拓展了自己的領域至消化醫學、內分泌學、腦神經科學、骨關節領域、營養醫學等等，讓我領悟到全人照顧的重要性。

是的！這才是健康的真諦。

而且，在聯安的工作型態上，也讓我對自我健康意識有很大的提升。從前，當醫生忙著照顧患者，卻疏於照顧自己的健康，而現在深刻的明白自我健康與家人健康的重要性。

最後想說的是，聯安在總經理的帶領下，存在一種特別的企業文化，總是心存善念，總是真心誠意！

謝謝聯安。

PART 3

1日健檢的結束，是364天健康管理的開始

小巨蛋

二〇〇八年，在累積超過二十六萬八千人次的雄厚健檢經驗後，聯安為預防醫學提出更先趨的定義——「1日健檢的結束，是364天健康管理的開始」，囊括了完整的全身健檢、生活衛教的落實、專業健管師的提醒追蹤等面向，希望讓客戶能每年利用一天健檢，同步開展預防醫學、健康管理，並使其餘三百六十四天的生活健康愉快，陪伴每位聯安客戶追求身心靈全方面平衡的健康狀態。

而點點滴滴的累積，更讓聯安從推廣個人健康的小愛，進一步重

視、提倡企業關懷員工及家人健康的大愛，並認知大地山川的健康與個人的健康息息相關，遂透過減碳蔬食、支持友善耕種、種樹造林、生活減塑等行動，實踐大地的預防醫學。

人生的旅程，都是從這片純淨的福爾摩沙開始；啟程以後，這片土地承載著人們各式各樣的夢想、目標，不但孕育了人類的生命，也豐富了大家的人生歷練。有感於多數人在成就自己的同時，卻忘了怎麼去愛這片純淨，聯安希望將這份健康事業變成人生志業，期許不只能做為國人專業的健康顧問，更能與所有人共同守護台灣這塊土地。

秉持「關懷生命・護持大地」的理念，聯安一步一腳印，將累積的每滴綠行動匯集，誓用螢火微光，盡己所能照亮世界，成就更美好的未來。

回歸初心，持續改革

時值二〇〇八年，第二次金融海嘯爆發，全球第四大投資銀行雷曼兄弟宣告倒閉，引發一連串金融危機，衝擊全球經濟成長，導致百業蕭條。許多知名且大型的金融機構都在這次危機中，陸續面臨倒閉或被收購的命運，國內外許多企業暫停擴張，營運轉為保守，只求能守住老本，撐過黑暗期。

就在風雨最飄搖的時刻，聯安選擇逆勢而行、擴大營運，除了搬遷到現址（台北市南京東路四段），更將營運坪數擴增到一千坪以上，還一次增設兩間診所（聯欣診所、聯青診所），看在很多企業經營者眼裡，簡直是極為大膽的操作。但當時我們只將心念聚焦在：「聯安還能做什麼？」

這並不代表我們不關注局勢的變化，也並非因為過度自信，只是我們有個共識，比起因擔心景氣糟糕、市場緊縮、物價上漲等問題而裹足不前，更應該思考如何優化品牌，開創企業價值。唯有自身更精進、醫療品質更提升、提供客戶更到位的服務，才是面對市場競爭、挺過無數挑戰的不二法門。我們認為，如何能趁著搬遷讓專業與服務內涵再升級，提供客戶更優質的全方位健康管理，才是大事。

另外也由於我們深耕預防醫學醫療產業多年，更加懂得一個道理——世間無常，儘管金錢可能一夕之間就沒了，但健康是0前面的1，只要有了健康，即使經濟垮了仍有機會東山再起；反之，如果健康沒了，其他也都不用談了。況且經濟愈形蕭條，反而愈能促使企業主眼光看得更遠，更懂得維護身心健康，厚植經營實力的重要。

我也常對同仁耳提面命：「把關注點拉回自己，認真做好當下該做的事並努力學習與成長，那麼即便在時代浪潮下也依然能穩健發展。」

聯安選擇在經濟不景氣、大環境低迷期間默默耕耘，把營運空間先佈局妥當，進而將經營體質調理得更專業、更強壯。我們清楚不景氣總是會過去，到時就會有更多優勢、更堅強的實力來服務更多客戶。

多年後的今天，細細回望過往歷史，事實證明，我們當年的決策是正確的，內心頗感欣慰與感恩。

「1+364」重新定義預防醫學

邁入發展第三階段，聯安奠定了「1+364健康管理」的發展方向，致力讓健康服務不侷限停留於僅提供一日的健康檢查，而是在完成一日健檢後，讓聯安的服務能延伸至其餘的三百六十四天，而聯安整個團隊都將成為客戶生活中的健康好朋友。

為了實現這個願景，聯安積極擴張事業版圖，橫跨健康檢查、健康資產管理、整合醫學、健康餐飲、保健食品五大健康領域，開展全年健康照護不打烊的計畫。

以主打「個人化健檢」的聯安診所為核心，匯集各專業科別的醫療團隊提供完整全身健康檢查，健檢後的三百六十四天，也會有健康管理中心資深健管師提供後續的健檢報告諮詢、異常追蹤提醒與轉介服務。

針對長期健康檢查後，器官上並沒有太大的異常，但仍舊被症狀所困擾，卻始終找不到更好解方的亞健康民眾，則由聯青診所以「全人觀點」，提供全方位的整合醫學服務，從身、心、營養、代謝和生活型態等層面深度評估個別狀況。

更設有以提供「精準年度健康管理照護」為重心的聯欣診所，主打每位貴賓有專屬的醫師、健康護理師、營養師等專業醫護團隊，以個別化的方式，提供客戶專業醫療服務，例如：定期抽血複檢，追蹤健康趨勢、由護理師陪伴客戶看診，並彙整第二醫療建議、日常點滴保養、第二健康醫療諮詢、出差或應酬時所需的營養補充品等等，協助高階經理人與執行長們打理一整年度的健康。

另外，為了完善全年度的健康管理服務，帶領客戶做好飲食管理，我們更進一步成立聯安健康廚房，強調「觀、食、療、育」四大理念，由營養師團隊監製菜單，提供兼顧營養與美味的蔬食餐點，從食為起點，讓客戶藉由來到聯安健檢時所接觸到的餐點，帶走一輩子受用的健康觀念，將健康飲食的文化落實在日常生活中，也讓聯安強調的健康管理概念得以實踐於全年生活。

並成立聯安健康事業股份有限公司，主攻研發最符合國人健康趨勢與需求的功能性醫療級保健食品與營養補充品。由營養師針對個人健檢報告及生活型態，提供保健諮詢服務，並開立最適切的保健食品。

可以說聯安的發展建立在健康之上，觀察國人所需後全面展開，而這也是我與聯安經營團隊認為最重要的事。重點不是企業可以變得多大、旗下有多少機構；重要的是客戶到底需要什麼？怎麼能提供客戶更全面的服務以促進他們的健康？

我們時刻謹記，想開創聯安獨有價值，必不忘從人本出發，時刻將客戶需求放在心上。而越是將客戶放在心上，未來的方向便越是清楚。

在未來這看似無垠而茫茫的海上，我們找穩中心、握好舵，開著聯安這艘大船無畏地向前。

精準年度健康管理照護，守護客戶全年健康

在健檢現場我看到太多例子，都是客戶做完健檢後看到紅字，頂多緊張一個星期，之後生活習慣便依然故我。我還記得那時有位執行長開玩笑地對我說：「我的財富資產有理財專家幫我打理，那我的健康可不可以也交給你們來管理管理啊？」

在長年的觀察、聆聽客戶需求之下，我們決定籌劃聯欣診所，並推出「1＋364健康管理」，獨家針對企業主等層峰人士端出專屬年度服務，主打總統級的醫療團隊，提供全年無休、面面俱到的健康照護。從事醫療工作多年，有時看到身邊有些正值壯年的企業家在健康上出現太多意外，內心其實相當感慨，我相信，有了聯欣診所專業醫療團隊的追蹤、提醒與照顧，他們面對的風險絕對可大幅降低。

但要能讓這些大老闆們心悅誠服將健康交給我們管理，聯欣的醫護團隊就必須跟健檢的服務有所區別。比如擔當健康祕書的護理人員，除了要是具豐富臨床護理經驗，以及在健檢現場具服務觀念的護理師外，更必須要有十足的熱忱以及成熟度，在應對進退上，不能畏懼溝通，最重要的，是要有想了解客戶的熱忱，比如對方的背景如何？個性是什麼樣的？如何成就就目前的一番事業？這份好奇心會驅動護理人員更加貼近客戶，也才能真正落實客戶的健康管理服務。

除了好的團隊，醫師的專業也是企業家們決定是否託付全年健康的關鍵，因此那時我們延聘了林美秀醫師做為聯欣診所創院後的首位院長。林美秀醫師早年即在醫院健檢中心擔任主任，後轉職到台灣第一家抗衰老機構安法診所，具備豐富的健康管理經驗。

人才到位，聯欣診所於是開始向前邁步，為了落實健康管理照護，我與林美秀醫師花了不少時間討論聯欣診所可納入的服務以及可提供的協助，大至聯欣診所的方向，小至客戶多久應該回診一次皆詳細考慮，最後聯欣診所才能創新業界推出「PrFIN 個人化健康資產管理 VIP 專有照護」服務，結合「預防 Prevention、專業 Professional、身體功能 Function、整合 Integration、營養 Nutrition」五大元素，從零起家，到目前已有兩百多位企業家以及他們的家人將全年的健康託付給聯欣。

聯欣診所服務的數百名客戶中，大多數都是企業家或執行長級的高階專業經理人。這些擅長看營運數字的經營者，對健檢的數據也很敏感，但也常會掉入誤區，或忽略了日常小事的影響，唯有協助才能突破盲點，做好健康管理。因此聯欣非常重視檢查數據的追蹤，以及與客戶的解說討論。很多經營者的健康毛病，都是醫師和客戶彼此長談對話，才能對症下藥。對話仔細的程度，甚至到所謂「History Taking」，因為了解這個人從之前到現在的歷史紀錄，才有辦法建議客戶該做什麼。

我聽林院長分享過，曾有一對大型企業的執行長夫妻，多年來都將健康交給聯欣照顧，但在某一年，太太的血液報告突然檢查出異常，其中的肺癌腫瘤標記數值明顯升高，雖然還不到癌症階段，但夫妻倆已經陷入焦慮之中，加上執行長的太太有肺癌家族史，母親因為肺癌不幸早逝，自己肺部先前也檢查出有個小結節，幾個因素加諸一起後，讓她更感焦慮惶恐，終日愁眉不展，惴惴不安。

由於這對夫妻長期將健康交給聯欣做管理，因此當我們發現腫瘤標記異常時，便立刻調出長期追蹤的數據變化，由院長和這對夫妻深入訪談，詳細詢問近期包括生活型態、飲食、運動和各種日常細節是否有所變化，這才有了意外的線索：這對企業家夫婦住家附近的新大樓工程進度竟然和肺癌腫瘤標記上升幅度呈現正相關。

有了這個發現，院長建議這對夫婦在家裡加裝高效能空氣清淨機，並在大樓施工的白天時段儘量不開窗戶，避免吸入施工中的粉塵。過了幾個星期，太太的肺癌腫瘤標記指數趨於緩和，不再惡化，之後再觀察幾季的檢查結果，指數均呈現小幅下降的趨勢。

但執行長夫妻仍心存質疑，不太相信空氣真的會有那麼大的影響，他們覺得還有其他致病因素沒被找出來。

直到最近一次，這對夫妻回聯欣看血液檢查報告，院長一見面就開門見山問：「你們家附近新建大樓是不是完工了？」執行長太太面露驚訝，心想醫師怎麼會知道呢。院長就拿出檢查數據，肺癌腫瘤標記指數已大幅下降，接近先前的最低值，間接證實兩者的關聯。也就是說，當空氣中的粉塵不再刺激人體，太太的發炎現象就好轉。這時，這對夫妻明顯緊繃的肩膀才放鬆下來，更了解到健康與生活中的許多因子，例如空氣、水質與電磁波等因子環環相扣。

這個案例說明了聯欣診所服務的獨特價值，聯欣醫檢團隊就像偵探般，從各種可能的線索下手，抽絲剝繭，協助客戶找到健康元凶，對症下藥。多數影響健康的因子，其實都藏在日常生活細節裡，極易被輕忽，如果沒有追根究柢，就難以從根本解決健康問題。

而我認為能夠做到為客戶的生活把關，有賴於聯欣會為每位加入的客戶安排專屬的健康管理護理師，好似健康祕書一般，不只隨時關心客戶的工作與生活型態變化、清楚掌握客戶的健康數據，提醒定期追蹤，還會提醒客戶回診，並協助與各專科醫師溝通。

好比說有些 VIP 客戶經常需到國外出差，聯欣健康管理護理師便會預先協助查好出差地的狀況，包括了解當地是否有疫情，評估是否應先施打預防針，並為客戶準備好出差包，內含應急的藥品與相關保健品，幫助客戶即使遇到水土不服或者時差不適時，也仍能保持健康。

而這樣鉅細靡遺的服務不只能讓客戶預先做好準備，有時更能在危急時刻提供最即時的醫療協助。任職於某家企業總經理的劉先生長年在中國工作，因朋友推薦加入聯欣年度健康管理服務。有天晚上，劉先生眼睛前方突然出現閃光，不久眼前竟然全部模糊，他一時手足無措，尤其正值半夜，人在異鄉，能去哪裡找醫生呢？

正慌亂時，劉先生突然想起了他在聯欣的專屬健康管理護理師，趕緊電話聯繫。電話中健康管理護理師仔細聆聽劉先生的症狀描述，初步判斷可能是視網膜剝離，請劉先生先暫停批公文、看電腦等用眼活動，建議等天一亮，速速前往當地的眼科就診。

劉先生照著建議行事，隔天就近找了眼科醫師看診，醫師研判是白內障舊疾復發，不大要緊。聯欣健康管理護理師主動去電關懷劉先生，但經過聯欣診所的主治醫師評估，認為病情可能不那麼單純，於是頻頻叮嚀劉先生應要積極處理，大意不得。

劉先生當下決定立刻訂機票回台灣，果然再次診斷後確定是視網膜剝離，立刻進行雷射修補手術。後來劉先生遇到我，還特別跟我說還好有聯欣團隊，讓他有驚無險，成功保住視力。

隨著愈來愈多企業家們有年度健康管理的需求，在二〇二二年，我們邀請具有功能醫學以及整合醫學經驗的顏佐樺醫師來擔任院長，與顧問林美秀醫師共同照護企業家們健康。

家醫科專業的顏佐樺院長，是台灣首批通過美國功能醫學學會（Institute of Functional Medicine, IFM）認證考試的功能醫學醫師。

整合醫學醫師特別會想要了解：客戶為什麼會踏進來？他到底在乎

什麼？他可能已做了檢查沒發現疾病，還是在乎到底是什麼造成不適，他身體健康的狀況如何？哪一些問題是來自體質？哪些問題可能是疏忽照顧造成的缺陷？哪些是誘發的因子？多重評估後，才能幫客戶整理目前的健康狀態，設定共同的方向跟目標。

因著顏院長在整合醫學的專業，也為聯欣診所的服務注入新的思維，不只進一步推出「精準年度健康管理照護」，主張以「精準預防」、「科技養身」兩面向服務客戶。除了宏觀個體不同的生活習慣、疾病史、基因等面向，亦即透過功能醫學進階檢測，微觀生化數據，透過個別化營養素補給建議、挑選適合自身飲食習慣等方法精準預防疾病、協助客戶改善健康狀況；並透過科技輔助，比如各類穿戴裝置、大數據協助呈現個人檢查數值趨勢圖等等，進一步完善對客戶的理解，並藉由整合兩個面向，再透過醫師的評估與判斷、護理與營養團隊的支持與介入，以真正幫助到客戶。

1 日健檢的結束，
是 364 天健康管理的開始（小巨蛋）

其實，管理健康如同管理企業，不能只看檢查當下的紅字，還要分析、預測、計劃、調整。聯欣診所的「精準年度健康管理照護」從生活細節開始，協助企業家和執行長們管理健康，不少客戶也回饋，跟著聯欣診所這麼多年，獲得的不僅是過往從來不了解的健康面向，而是我們珍視他們如家人般的用心；也因多年來的信任，這群經營者們不僅把自己的健康交給我們打理，更把另一半、父母、子女們的健康也一起交給我們照顧，聯欣診所醫護團隊們，守護的是一整個家庭。真正做到了1＋364天，全年照顧健康的願景。

在健康的道路上，精益求精

聯欣診所　院長　顏佐樺醫師

我還在當醫學生時，便已經立定要成為一位家醫科醫師，以全面角度來服務我的客戶，當然當時還不知道該怎麼做、要做些什麼。是正巧有個機緣，能到康乃爾大學當交換生時，碰巧接觸到那裏的整合醫學專科，才引起我的興趣，於是進一步進修，並學習了功能醫學。

和聯安的緣分，來自於我親筆寫下的一封電子郵件。那年我一心想要學習更多的功能醫學，於是遍尋台灣知名且有相當豐富經驗的診所，毛遂自薦，進而開展了我與聯安的緣分。而我在聯安的起點，是從聯安診所的功能醫學中心開始歷練，深知自己經驗需要累積，因此深入健檢的第一現場，了解客戶的健康問題與期待，到後來加入聯青診所，看到客戶們諸多亞健康的問題，用整合醫學和功能醫學，協助他們更了解自己的身體；現今到了聯欣診所，我深刻了解年度療程客戶們對於健康上有著更積極的期待：如何健康老化，如何保養？因此，我也總想著能否做得更好，一路學習持續投入關懷，和聯欣的醫護夥伴們不斷尋找，能否有更先進的檢測或方法，協助具體量化健康指標，在預防醫學領域上，向前邁進。

一路走來，我從未忘過自己的初心，我依舊希望能夠更全面、更好的照顧我的客戶，只是現在的我，有了方法、有了團隊，更有了扎實的基礎。

找到源頭：啟動與生俱來自癒力

認識我的人都知道，不斷自我精進，持續提升專業及服務品質是我的基本信念；對我來說，每一位客戶，都是我的VIP。

也因此，即使已經有了主打個人化健檢為核心的聯安診所、提供精準年度健康管理照護為重心的聯欣診所，我依然覺得還不夠，應該可以提供客戶更多元的整合照護服務，所以二〇一一年聯青診所成立，跨足醫美及整合醫學領域，希望打理客戶外在美、維持客戶內在健康。

於是延攬了自創「微整形」、重視診療「安全性」的林志雄醫師加入，根據每個人的特色，融合醫學、美學及面相學來滿足客戶對美的需求，以最簡單、安全的方式，由內而外打造企業主的最佳能量狀態；但試行一陣子後，認為先照顧好客戶內在健康才是我們關注的首要任務，於是將聯青診所的經營重心移至整合醫學領域，重視深度健康評估與個別化體質調整，從生活型態、代謝、營養、健康數值和身心狀態等層面，協助客戶從根本療癒身體慢性問題。

之所以會有這樣的調整，最主要還是因為常常聽到客戶跟我抱怨：「上次又去了哪家醫院等了好幾個小時，然後看診不到五分鐘，又要接續等待下一個科別的診次，看個病就耗費掉一整天，還可能找不到原因！」在台灣醫院、診所的看診模式往往因時間緊湊及過度專科化，大部分醫師無法全盤了解面前客戶的健康狀況，於是多數民眾為了找病因，往往得在各專科門診中奔波，耗費很多時間、金錢跟精神。

因此，我和團隊夥伴們一起思考，應該是要回歸到核心，將視野轉回至完整的人，不受限於醫療分科，因此決定讓聯青診所主要定位為提供全方位整合醫學，並透過整合多樣途徑以解決客戶問題；同時提供小兒神經發展（自閉症、發展遲緩、注意力不集中）、營養諮詢（例如高齡者、素食者、癌症患者）、睡眠障礙、消化道功能、心血管及自律神經失調等主題門診服務。

我覺得不論聯安、聯欣或聯青診所，彼此之間其實是互相幫忙，就像魚幫水、水幫魚，從服務客戶的角度來看，三者缺一不可。因為現在很多人面臨的亞健康問題，早已不是傳統的健康檢查就可獲得解決，需透過全方位整合醫學的方式循線追查，始能揪出症狀或疾病元凶。

聯青整合醫學團隊成員之一的蘇聖傑副院長，曾任職大型教學醫院身心科多年，近年來全心投入整合醫療，提供亞健康族群及慢性病患完整的健康促進方案。他主張最好的治療是在合理的評估與檢驗後，根據客戶的需求平衡地設計治療。以現代非常重視的精神醫學而言，蘇醫師重視個別化，不斷尋找除了使用藥物控制之外，如何讓身體恢復原有功能，而非只是治療症狀。蘇醫師師法大自然生態，尊重四季節律，以敬天愛地的胸懷來推動健康，獨特的觀點讓我非常欣賞。

現代人不乏有憂鬱症、過動及注意力缺失等身心問題，目前主流的治療方式還是以藥物為主，例如抗憂鬱劑或中樞神經刺激劑，但蘇醫師強調應從生物、心理、社會因子進行多重評估與介入，讓民眾有更多元化的觀點來思考藥物以外的可能性，並且真正地將治療個人化，把功能提升放在症狀控制之前，讓人更加健康。

整合醫學門診，治癒的不是「病」而是「人」

聯青診所的全方位整合醫學門診以個案為主，治癒的不是「病」而是「人」，從身心狀態、器官功能、營養、代謝和生活型態等層面進行個人化評估，找出病因的深層根源，客製化進行身心改善，透過落實預防醫學、調整飲食、運動建議及改變生活方式，逐步恢復身體與生俱來的自癒能力，擁有真正且全面的健康。

聯青診所提供的整合醫學門診特色，主要有「三全」：

一、全人：找出病症源頭，啟動自癒力

以人為核心，不以各科病症分類，重視深度健康評估與個別化體質調養，從代謝、營養、各個器官功能和身心狀態等層面，從根本療癒慢性問題。

二、全面：整合多樣療癒途徑

以實證醫學為基礎，結合現代醫學及實證輔助性療法，提供除了藥物以外，強調安全、有效的實證醫學輔助療法，例如營養補充品、生活型態調整、心理諮商等多重整合性療癒方式，盡可能提供最自然、低副作用的個人化健康照護方案。

三、全隊：專業醫療團隊協助

多位豐富臨床經驗且各具專長的醫師、營養師、心理師組成的團隊，做為可靠的健康後盾，提供整體性的身心照護。

也就是說，聯青的整合醫學門診是採取全人的整體觀點做評估，分析個人的健檢數據，了解各器官結構或功能是否正常、體內各營養素是否充足、男女性荷爾蒙是否平衡、代謝系統狀態是否正常，從多途徑找病因，再提供個別化處方且定期追蹤。

所謂多途徑找病因的做法是，門診時醫師先進行一對一深入諮詢，再透過歐美功能醫學檢測（例如荷爾蒙、壓力、過敏原或代謝等多元檢查），配合營養師深度訪談，提供個別化營養諮詢衛教與建議，若有需要，還會搭配專業臨床心理師進行深度諮商，進一步了解心理狀態，從根本找病徵。

一旦找出症狀發生的根源，聯青診所團隊就能針對個人給予全面的解決之道，也就是提供個別化的處方。除藥物之外，還會運用正念飲食覺知（MB-EAT）等實證輔助性療法、提供飲食處方或輔助的保健食品等建議，也會給予生活型態處方、運動處方或進階檢測以及不同療程處方等等。

因問診詳細，所以每一個客戶，醫師都要用三十到六十分鐘的時間，仔細了解健康狀態，整合生理檢查數據、生活型態、飲食習慣等資訊。然後才能幫客戶整理目前的健康狀態，設定共同的方向跟目標。

不明暈眩找不出原因？整合醫學找回健康

我對知名企業家第二代的王小姐的狀況印象非常深刻，第一次見面的她坐著輪椅來診所，所有的動作都非常地緩慢，不論是轉頭、說話、動作，都以相當緩慢的速度進行，像是生鏽的機器人無法順利運轉。與她聊起健康問題時，她說，自己過完五十三歲生日後沒多久，就開始出現嚴重暈眩，總是突如其來且強烈到感覺馬上就要暈倒在地，即使躺平在床上也不停想嘔吐，但又無法坐起身，因為只要一起身，會再立刻感到天旋地轉，這樣嚴重的暈眩症狀讓她幾乎無法外出，連去路口的便利商店都對她來說像是酷刑，甚至後來連接電話都會因為嚴重暈眩而無法繼續。她緩緩地分享這段時間的經歷，我聽了實在覺得非常心疼。

王小姐去大醫院檢查多次，往返在耳鼻喉科、新陳代謝科，甚至還懷疑過自己是否腦部長了腫瘤去神經內科，做了各種高階的影像醫學檢查，卻始終找不出問題，各項檢查數字也都呈現正常數值，所有醫師都說她「沒病」、要再多觀察，但王小姐依然經常暈眩、失眠，苦不堪言。在不知如何是好的情況下，她決定到聯安診所安排一次完整的健康檢查，並在聯安診所醫師的建議下，到聯青診所接受整合醫學的診療。

在整合醫學門診中，專業醫師先幫王小姐做個別化評估，從身、心、營養、代謝和生活型態等各方面深入評估後，綜合研判問題來源：正處於更年期的王小姐會出現複雜的身心症狀，與她同時面臨婚姻、家庭、人際關係等挑戰有關。

加上王小姐自律甚嚴，自我期許高，總想維持一貫的完美形象，即使遇到種種挫折或難題時，也不願跟親友求助或討論，自己默默承受極大的壓力，當壓力大到無法承受時，就引發更嚴重的症狀，如暈眩、失眠等問題。

聯青專業團隊也發現王小姐的飲食長期失衡，儘管她自認吃得很健康，且能維持曼妙身材，但其實因每天大多只吃一些蔬菜和些許澱粉，很少吃肉、蛋和豆類製品，身體長期嚴重缺乏蛋白質和鐵質，導致女性荷爾蒙失調；另外，抗壓荷爾蒙指數 DHEA（全名為「脫氫異雄固酮（dyhydroe-piandrosterone））更是只有 0.65 nmol/L，遠低於標準值的 1.63 nmol/L。

但由於進入更年期，代謝變慢，王小姐擔心如果飲食不清淡，會造成體重增加，因而更加嚴格控制飲食，嚴重偏食的結果是導致荷爾蒙失衡得更快速，也加速出現衰老現象，老化帶來的生理功能障礙，又連帶影響自律神經出問題，像無限迴圈般惡性循環。

經過抽絲剝繭，深藏在各症狀背後的主因逐漸浮出水面，聯青的整合醫學醫師為王小姐開立緩解暈眩症狀的藥物，並教導呼吸技巧，練習放慢吐氣速度，讓身心逐步放鬆下來。接著再由護理師協助她認識更年期所會造成的身體正常的變化及因應之道等正確觀念，減輕焦慮不安；聯青團隊還為王小姐進行「正念飲食療程」，讓她知道如何採取正確的飲食比例，如何用好油調整體內荷爾蒙，同時引導她以不批判的態度，重新看待進入中年後的體態，從心建立與食物的新關係，敞開心胸學習正確飲食之道，透過吃得健康，並補充性荷爾蒙和營養素鐵、鎂及活性B群，修復並穩定神經，進而減緩老化。

兩個月後王小姐回到聯青診所，自覺暈眩症狀改善了九成五，DHEA數值回復到正常標準，她學會呼吸技巧、懂得如何紓壓之後，身心症狀明顯好轉，更棒的是，不再需要服用助眠藥物也能一夜好眠。

健康沒有捷徑，從根本找原因

除此之外這些年下來，我們也累積不少小兒個案，尤其是發展遲緩或注意力不集中、與小兒神經發展有關的自閉症兒童。

我印象深刻，曾有個叫做明明的孩子，長得眉清目秀，討人喜愛，但大概一歲左右，媽媽發現明明幾乎不太與人互動，甚至語言發展有些遲緩，擔心的媽媽於是帶明明來聯青診所看自閉門診，經過評估檢查發現明明不論在語言、認知能力皆出現障礙，主治醫師跟明明父母詳細說明後，訂定一連串的治療計劃。

目前針對自閉症孩童的治療多以「非生物行為治療」為主，如同電腦更新軟體，著重的是將軟體提升優化；而聯青診所則是嘗試提供給家長們有別於傳統治療上的另一選擇，亦即不使用任何藥物，以「生物行為治療」的方式介入，改善電腦硬體，從根本解決問題，也可讓軟體更新變得更容易，有相輔相成的效果。

以明明的案例來說，聯青的整合醫學醫師不是透過行為治療或藥物治療，而是從過敏原下手，先請明明媽媽停止餵食奶、麥類食物，避開可能過敏原，三周後明明的專注力有顯著進步，食慾也增加許多；接著主治醫師針對明明個別化營養需求，給予營養點滴介入，沒多久明明父母發現明明似乎進步更明顯了，因為他們一家住在東部，無法經常回台北診間，所以就用手機錄下影片或寫訊息跟我們分享明明成長點滴。

讓我很感動的是，影片中的明明，漸漸會與父母互動、也開始願意與人視線相交，注意力也較能集中。

聯青不斷因應明明狀況調整保健品點滴劑量、同時給予語言認知方面的治療訓練，明明的學習力與專注力日漸改善，治療成果顯著。沒多久明明媽媽傳來好消息，明明轉入普通班，可以跟其他孩童一起在幼稚園上課了。這個好消息，讓團隊忍不住在辦公室內歡呼了起來。

「因為了解健康沒有捷徑，所以會努力與你共同找出根本原因。」這是每位聯青診所的同仁都謹記於心的一段話語，聯青的整合醫學重視醫護人員與客戶的夥伴關係，以客戶的生理、心理、社會與文化需求，定調治療方向與策略，協助進行生活型態的改變，一起找回真正的健康。

功能醫學，有別於傳統治療上的另一選擇

聯青診所　副院長　蘇聖傑醫師

之所以知道功能醫學的存在，是因為身邊有同為醫師的同業在交流，但當時我其實並不是立刻便產生興趣，甚至有些不以為然，因為以前在醫學院、醫學中心的學習中，從沒有人討論過這個領域。出於好奇，我抱持著半分探究、半分懷疑的心開始大量閱讀文獻、與同業交流，甚至到美國參加了工作坊。

後來我才豁然開朗，功能醫學並不是推翻以往的學習，而是擴充，讓我知道在病理跟藥理以外，我可以透過生理——也就是

透過功能醫學的輔助，維持或恢復人體的正常生理功能。這世上，沒有一個疾病是一夕而成的，所有的疾病都是從一個小小的節點開始漸變，而在這個從健康走向疾病的灰色地帶中，功能醫學是一大利器。

當然，在這個灰色地帶中，可能性無限廣，比如現在我介入的不少過動症、自閉症的案例，並不能全部套用同一公式，因為大腦是一個尚未完全被解析的精密器官，它無法像一台車子一樣，展開來看到底是哪個零件斷裂，只能從科學的角度，去查找所有可能干擾神經發展的因子、盡可能地去除障礙，協助人體這台機器，能夠正常的運作。

我不敢說自己能百分之百的幫助客戶恢復，但我期許自己，能夠盡己所能貢獻專業，盡可能幫助到更多人。

根基台灣，健檢躍上國際舞台

聯欣診所與聯青診所讓聯安能提供的預防醫學服務更加全面且細緻，三者相輔相成，以更全面、完善的服務給予客戶最好的照顧。也由於規劃完善、考慮周全，逐漸吸引許多華人回台灣接受高階健檢，甚至全台各大醫學中心的管理高層以及各醫院的國際醫療小組成員，也提出不少參訪、交流的邀請。同時聯安也經常受邀去海外演講，分享我們的服務模式，無形中也讓聯安躍上國際醫界舞台。

在國際嶄露頭角的同時，台灣與中國兩岸也開始發展國際醫療，而長期耕耘高端健康檢查服務的聯安，也獲選為經濟部商發院跨境營運模式輔導專案在醫療產業的代表，並輔導我們跨境技術輸出及顧問服務的能力。為此我們成立了聯陽管顧有限公司，提供高端健檢中心的顧問服務，以整廠輸出的方式，提供中國委託機構進行涵蓋醫療器材採購建議、服務項目規劃建議、資訊管理系統、行銷顧問服務、服務模式暨服務流程的標準作業程序、人力資源制度暨人員訓練、頂級健康會所規劃設計等經營管理之道。

那段期間我與團隊四處奔波，於兩岸之間頻繁往返。疲憊卻也有所成，經由聯陽顧問服務公司輔導的健檢機構有的順利轉型成養生保健基地，也有的在這段日子積極發展成大型健檢中心。

儘管一切順利，但後來我與李文雄總經理在與內部團隊商量後，毅然決定中止發展此項顧問服務，原因無他，只是因為深刻意識到，我們的根基始終是聯安。在台灣業務量扶搖直上的現在，若依舊兩地奔波，難免發生顧此失彼的狀況，而這是我們最不樂見的事情。

聯安一路走來經營的方向只有一個，那就是讓聯安的客戶能有最好的體驗，以此立場為準，不論服務如何擴增，都得緣在此點，方能不偏不離。於是最後我們停止了聯陽管顧的服務，再次將重心放回聯安在台灣的預防醫學發展。

短暫的顧問服務或許無法以成功與否論定，但從聯安的發展來看，卻是無可取代的一段重要歷史，因此這段過往讓我們重新策勵自己莫忘「顧客至上、以人為本」的初衷。

與時俱進，穩健前行

從人的預防醫學起家，隨著步伐越發穩健，事業版圖越加擴張，我越加體認到，我們應該在力所能及的情況下為社會貢獻一份心力。尤其是與個人健康息息相關的大地山川的健康更不容忽視。於是二〇一三年，我們提出「大地的預防醫學」，並著手推動減碳蔬食、支持有機耕種、種樹造林等行動。

同時與李文雄總經理討論後，我們在原本的企業理念——呼應聯安企業的優勢和特色的「專業．效率．完整．人性」之上，增加了「關懷生命．護持大地」的發展理念，進一步確立聯安企業願景和終極關懷目的。

聯安自許要做預防醫學的開創者和定義者，從某一個角度來看，預防醫學就是覺察，對人全面性狀態的提前覺察。聯安提出大地的預防醫學，也是對所有生命的覺察和關懷。

會有這樣的轉變，來自一場無意的學習，讓我與其他管理階層，學會用不同的視野和心態看待企業經營。從此開始，聯安預防醫學機構不再只是一份健康事業，更是一份屬於生命的志業。

二〇〇八年，我受到朋友的邀請，參加了一場生命成長營隊，更從中學到二個與飲食相關的重要概念——有機農業保護大地，蔬食促進健康。

我想起以前在長庚醫院急診室當護理長時，有不少急症發作被緊急送來急診室的人、有些人農藥中毒、有些人長期接觸有毒除草劑和農藥，驟然爆發猛爆性肝炎。當時我在急診室忙著執行醫療搶救工作，也無暇思考這些急症跟自己的生活有什麼關連，然而農夫因農藥而中毒，我們又何嘗不是在無意之中將這些毒素給吃下肚呢？

另外長年推行預防醫學，我也從聯安的資料庫中發現，國人普遍蔬果攝取不足，然而纖維質攝取量多寡與大腸癌的發生率在醫學研究上早已證實有大幅正相關，若不多加重視，將會是身體健康的一大隱憂。

思及此我猛然警醒，也是從那刻開始，改變的齒輪開始轉動，聯安追求的目標，從人的關懷擴張出去，開始致力推廣人與大地的健康。

推廣蔬食，來場文化變革勢

首先我從自己做起，營隊歸來後，我一改以往買食材只挑選賣相好的購買習慣，全面改買有機無毒的食材。接著我開始致力思考，如何將有機、蔬食的理念，帶進機構，希望不只讓員工能夠一起享受健康，更將健康的理念在一日健檢的過程中傳遞給客戶。

像放映機般，我開始在腦中倒帶、回想機構每天供應給健檢客戶的早餐，當時我們大多提供一般市售的三明治、包子和豆漿，而同仁們平常吃的午餐，也大多是採買外面又油又缺乏膳食纖維的便當，每天下午茶時刻，還可能一起團購手搖飲和零食。

我們這些從事預防醫學健康管理的專業人員，說起來是在幫助人、照顧人，但如果同仁們自己吃的東西不健康，如何能夠照顧好自己的健康？又要如何以身作則，教導客戶做好健康管理呢？而機構內供應的餐食，與營養師對於客戶所說的營養衛教內容相比，在一致性與標準性上也有改善的空間。改變，勢在必行！

將心中欲改變的想法與李文雄總經理細細討論後，一如既往，只要是對的、有益的，他從來都相當支持我，有了他放心的交付與信任，我更能放手地去推動。於是在李文雄總經理的支持下，聯安開始了一場健檢餐飲改革。

我在心中快速擘劃出一套實踐藍圖，打算從餐點內容、供應商到餐點服務方式逐步翻新，並從內部員工的心態與觀念開始改變，再往客戶端推展。

於是在每年固定舉辦且全員參與的動員大會上，邀請醫師及營養師講解目前健康飲食趨勢、飲食與腸胃相關疾病的關係等等議題，同時也與醫療人員一起討論飲食和身心健康的關聯，或討論如何在工作中更用心觀察客戶腸胃疾病狀況，以及營養師如何介入衛教。

並特別邀請財團法人慈心有機農業發展基金會的義工來機構開課，教導同仁學習調製健康飲品，認識化學食品添加物對於健康的危害並認識自然生態農法等等。我也曾與同仁們一起商討，在規劃員工旅遊行程時安排參訪有機農場，實際帶大家去認識有機小農，了解小農投入有機農法的用心，並親眼看看有機農作的成長過程，實際感受自然生態生機盎然的美好。

內部講座一場又一場規劃性地舉辦，漸漸打開聯安同仁們對環境保護、有機農業等等的視野。待同仁們扎根好相關知識基底並真心認同此理念後，接下來才能開始著手將健康飲食的概念帶入客戶端，提供真正健康的服務。

我找營養師一起合作，在提供給企業健檢員工的講座課程中，加入與飲食相關的課程，若客戶有興趣、想學習，則免費到企業內部辦理講座，在課程中讓大家親眼看看市售碳酸飲料是如何被調製出來的，裡面含有哪些添加物，也讓企業健檢客戶知道原來平常吃慣的食物，裡面可能隱藏著對健康不利的成分。

而所謂知行合一，知的概念有了，接下來則是落實行的開始。

理情並用，獨特蔬食餐化劣勢為優勢

行的第一步，落實在改變客戶的健檢餐。主打有機、無食品添加、蔬食，為真正做到「食」在健康的理念，因此選用有機且無添加物的食材，另外考量國人纖維質攝取量普遍不足，為了讓客戶至少在一天之中能有一或兩餐增加纖維量，也為了地球減碳，因此決定全面改提供蔬食餐點。

由於改變一個人的飲食習慣並非易事，更得從長計議，因此在正式改革餐飲之前，我在心中擬定了漸進式推廣的步驟，先讓同仁們願意接受健康蔬食餐。

好比午餐之前，我會自己搭計程車到台北市評價不錯的蔬食餐廳，搭配不同菜色的便當回來邀請管理階層試吃，並在旁邊觀察大家的反應，從而推知哪些蔬食較能讓從沒接觸過的葷食者接受、哪種料理方式更能獲得青睞。接著，我把同仁們喜歡的菜色綜合整理起來，在下次全公司動員會議中提供「精心版蔬食便當」給全體同仁當做晚餐，讓全體同仁都能品嚐到蔬食的美味。

就這樣不斷嘗試、時不時更換不同蔬食餐廳的菜色給同仁試吃，同仁們的接受度慢慢開展，不只樂於接受蔬食便當，更願意一起將美味的餐點推薦給客戶，同仁們也開始認可蔬食是時代趨勢，健康又低碳值得推廣。於是在全員支持的情況下，聯安首先將提供給受檢者的早餐，轉變為蔬食健康餐點。

原本聯安提供給受檢者的早餐是知名廠商的牛奶或豆漿，並搭配各式口味的三明治或包子。然而在深知食品添加物的對於健康的危害，以及國人普遍對於奶製品與麩質過敏後，我毅然決然推動更換早餐菜單。

從飲品開始，聯安不再購買現成的成品，而是改用無基因改造的有機黃豆，並自己每日早晨現榨有機豆漿，既新鮮又健康，並且全面將原本的麵包、三明治改成自製有機五穀米飯糰，還附上無毒地瓜與低升糖指數的水果，更有能補充蛋白質的三色豆（黑豆、毛豆、鷹嘴豆），不少客戶都表示早餐既好吃、營養又均衡，還詢問若公司有辦活動可以訂購聯安飯糰嗎？

同時健檢提供的下午茶餐點，也改為有機茶以及無添加物健康餅乾。有機茶來自聯安二〇一〇年即開始參與慈心基金會的「喝茶護水庫」計劃，認養坪林有機茶園。鼓勵茶農改變原先的慣行農法，改栽種有機農法，因為一般慣行農業用化學肥料耕種，這些化學肥料隨著雨水進入河川流到水庫時，不僅破壞水質，也影響大台北地區六百三十萬飲用者的安全。

當時我跟李總經理親自參訪水源保護區和翡翠水庫後發現：「慣行農法的土壤堅硬如石，而有機的土壤鬆軟有彈性，周圍生態生意盎然。」內心極為震撼。於是我們決定參與，好事不應只是財務上的贊助認養，更應在企業內逐步推動有機茶的概念。我們相信做對的事情，客戶也能體會得到，或許不會立即見效，假以時日擴散出去的影響力將難以估測。

加上當時我跟李文雄總經理觀察到，快速發展的文明社會對現代人身心也產生劇烈的衝擊，不安穩的心會導致身體出狀況。體會到生命的脆弱以及環境的變動，我們開始思索生命的本質，於是在聯安成立二十周年之際，以行動落實「關懷生命、護持大地」的企業使命，希望透過支持有機農業，展現對大地最實質的愛護。

認養有機茶，除了幫助茶農，每年採收的茶葉，還能做為佳節最具意義的客戶贈品，更於健檢現場提供給受檢者品茗，我們在奉茶處的立牌上寫著：

守護生命的一盞茶
坪林「有機淨源茶」，聯安認養多年
在翡翠水庫上游，默默守護著大台北地區人們的清淨水源
「翡翠樹蛙」瀕臨絕種，被列為保育類的台灣特有動物

也因您手中的這盞有機茶而復育了生機

有機＝生機，與您攜手落實大地的預防醫學

很多客戶都知道我們做了這項改變後，感性回饋：「當知道手中握著的這杯茶，原來富有如此深遠的意涵，品嚐起來格外香醇味美。」

就這樣一步一腳印，聯安的餐點改革到了最後一哩路——調整午餐。對很多健檢者而言，健檢當日的午餐相當重要，除了檢查前禁食的規定外，還因為不少選做無痛腸胃鏡的客戶早已低渣飲食控制好幾天，有的還為了清腸腹瀉一整晚，因此接近中午時分，早已飢腸轆轆。

以往聯安的健檢午餐有魚有肉，讓客戶任選，在推廣前一個月，我們採取葷素並進的模式，讓客戶自選。且為了增加選擇蔬食餐點的人數，營養師也會多加衛教宣導、說明蔬食對健康的好處。但儘管如此，

實際上願意選擇蔬食餐點的人依然不多。

最終為了實踐讓客戶更健康的理想，於是二〇一一年七月後，頂著巨大壓力，聯安全面改供應蔬食午餐。不出所料，果然有些客戶無法接受，甚至強烈反彈，向營養師抱怨：「為什麼要吃素？我又不是牛！」甚至有客戶火氣不小，寫回饋單直言：「我吃不吃素，跟你們有什麼關係！」

面對反彈意見我們沒有退卻，我相信只要願意堅持，一切都可以改變。有些說之以理、有些動之以情。曾經有一次，一位從美國回來的年輕人，堅持她不吃素，要吃漢堡，當下我耐心聽完她的訴求，了解她排斥吃素是因為害怕素料的味道，認為素食都是加工品，我跟她說明，聯安的蔬食餐是採天然的原型食物，顏色五彩繽紛，沒有加工品，請她可否給蔬食一次的機會。

可能是我輕鬆的用語與表情，她突然笑了出來，願意試試看聯安的蔬食餐，也成功地化解了一場漢堡危機。我們的耐心溝通，讓客戶都能找到一個吃蔬食的理由，一段時間下來，其實並沒有多少客戶強烈表達一定非吃肉不可。

在激烈競爭的健檢產業中，許多同業都主打提供豐盛美味餐點，甚至跟大飯店合作聯手推出高檔菜色以吸引顧客，偏偏聯安反其道而行，改推看似「不討喜」的蔬食，成本墊高不說，更可能因此而流失客源，簡直是吃力不討好。

但為什麼我們還是要這麼做呢？來自於一份珍惜客戶之心。

西洋有句諺語：「You are what you eat.（人如其食）」，我們吃的每一口食物都影響著身體健康，客戶一、二年才會回到聯安完成年度全身健檢，我很希望大家能從一份富含營養與關愛大地的蔬食餐飲開始，轉動心念，懂得如何走上健康之道，將之落實在每日三餐中，並能從中感受到人與大地之間的和諧關係。隨著客戶愈來愈能理解聯安的用心，不滿聲浪日益減少，蔬食推廣漸漸起色、受到客戶稱許，持續至今提供健檢蔬食餐反而成了聯安有別於同業的特色之一，甚至是客戶念念不忘的美味。

看似簡樸，卻心意無價的早餐

聯安預防醫學機構　管理部經理　蘇璧麗

管理部負責健檢早餐的製作和供應，看似品項不多，但其實有不少眉角要注意。

比如早餐提供的飯糰，不只嚴選有機米、自然農法晾曬的蘿蔔乾、有機商店購買的素鬆和南瓜子，更要注意依比例捏出每一顆飯糰；採用非基改黃豆製作出濃郁的豆漿，黃豆經聯安健康廚房一整夜走水浸泡後蒸熟，再由早餐室依比例製作出濃郁的豆漿。

慢工出細活，從源頭用心的結果，便是客戶用餐時的笑臉。

只要客戶吃得開心，我們就很快樂，因為會感覺自己正在做一件有意義、善的事業，尤其聽到客戶滿意的回饋時，就更充滿了動力。

經由每日工作，蔬食、有機健康的概念深植在心中，同仁們也都會將這觀念用在自己及家人身上，真是一份幸福的工作呀！

用八年準備一份健康午餐，健康廚房建構蔬食推廣平台

剛開始決定推出蔬食午餐時，本想找到一家可固定配合的廠商合作，然而考慮到廠商很難配合只使用有機、無毒的台灣在地小農食材，加上又要符合營養師對於彩虹飲食與營養比例的要求，連同調味料都嚴格禁用含有化學食品添加物，幾乎沒有廠商能全面符合聯安的要求。最終考量再三，我向李文雄總經理提出籌設聯安健康廚房的想法，一方面做為穩定控管餐飲品質的後勤廚房，另方面還可做為「綠食育」的對外平台，在這裡示範、教學、舉辦主題式廚宴，研發提供更多美味蔬食，將更多健康飲食的觀念，在愉快飲食氛圍中傳播出去。

成立健康廚房，需要有合適的場地空間，且要找能穩定供應有機蔬菜的業者，並要有理念相近且技術到位的蔬食主廚。但隔行如隔山，一隻腳踏入飲食產業，才明白裡面門道之深，遠遠比想像要來得複雜。

儘管困難，但我鼓勵自己，沒有一件事情沒有困難的，就像常讀的經文中提到「若事尚可為，云何不歡喜？若已不濟事，憂惱有何益？」煩惱有何用？不如積極而為，歡喜度日。

第一個挑戰，來自於得讓廚房有個落腳處。

我四處在機構附近尋找合適空間，好不容易才找到一間屋舍，不論地點或內部格局都很適合，唯一的缺點就是房子會漏水，而遠在美國的房東也無意多付錢修整。原本機構其他主管們就一直擔心開設健康廚房成本過高、無法有合理營收，對於積極推動設置健康廚房一事始終有所疑慮，於是順水推舟，對我說，「算了啦，總經理，不要租了。」

愈困難，我愈不肯輕言放棄。

我設法跟房東聯繫上，費盡唇舌，讓他知道把這房子租給我，可以一起來行善，讓更多人了解健康飲食理念、幫助更多人更健康，也讓一群有蔬食理念的年輕廚師和工作人員有舞台可以揮灑，經過一番折騰、遊說，最後終於順利取得租約，且房東同意支付修繕費用，我這才稍稍鬆了一口氣，機構中尚未取得共識的聲音也終於稍平。

但地點問題解決了，最重要的人才問題卻還尚未有頭緒。為了找到合適的蔬食主廚，我託人幫忙牽線、引薦，四處尋才，終於在一家蔬食餐廳相中了一位主廚。當時他在蔬食業界已經有十多年的經驗，經常參加廚藝比賽，在海內外屢屢獲獎，曾連續奪得亞洲最高階賽事等級的大獎，也曾獲得台灣廚師界最高榮譽金帽獎，廚藝功力甚受肯定，便力邀他來協助聯安健康廚房。

即便他屢獲大獎，但為求謹慎，在主廚來聯安正式掌廚之前，除了先請他來聯安了解企業文化，及想要翻轉健檢餐飲的理念外，更邀請他來參加聯安內部員工的動員大會，請他先為動員大會製作餐點，慢慢與同仁們建立關係，也藉此凝聚內部共識，更安排他去參加心靈成長營隊課程。最後他不僅一肩扛起廚房重任，也為聯安蔬食餐點打響了美味的招牌。

場地、人才一步步就緒，籌劃了八年時間，二〇一七年聯安健康廚房正式成立，終於我們可以用自己對於餐食的堅持，提供受檢者一份最高誠意的蔬食午餐了。

聯安健康廚房期望從飲食出發，提供客戶三百六十五天的健康飲食管理。強調「觀・食・療・育」四大理念，同時兼具綠食、誠食、樸食、好食理念，主打「改變・就從這餐開始」。因此提供的料理，強調高纖、低熱量，選用天然無添加的「真食物」，為了確保品質，主廚親自走訪全台各農場產地，不只挑選優良有機農場合作，為了支持台灣在地小農，更優先選用當季當令新鮮蔬果、無毒米、有機非基改豆製品、健康機能蛋等食材。

我總是跟同仁們強調：「聯安健康廚房要從食物的源頭就做好嚴格把關。」

因此不只兼顧美味、選擇好食材，聯安所有餐點都由營養師團隊監製，以哈佛健康餐盤概念設計，細心計算熱量與蛋白質標準，能滿足一餐五大類營養需求。

除了供應每天中午健檢客戶的餐盒外，聯安健康廚房也對外推出預約服務，包括有機蔬食私廚料理、有機五彩蔬食餐盒、創意蔬食套餐，更推出綠食育健康飲食營養教育料理課程，讓大家更認識健康飲食。平日中午也開放給員工預約蔬食午餐，為了鼓勵大家多吃蔬食，更招待聯安同仁們每個月享用一餐免費的有機蔬食餐，漸漸地我觀察到有些員工會刻意在一個月內挑幾天，不帶便當或去外面買便當，改訂聯安健康廚房的蔬食餐盒，給腸胃放個假。

除此之外，聯安健康廚房也不定期以健康為主題，舉辦「私廚宴」，在同仁腦力激盪下，我們舉辦過「腸壽宴」，邀請一些客戶來品嘗主廚精心研發的新菜。在這場宴會中，每道料理都與保健腸胃有關，更邀請到腸胃科專家鄭乃源總院長陪著大家一起用餐，鄭院長會用輕鬆口吻，帶出健康飲食概念，像是：「用餐的順序，該先吃膳食纖維還是蛋白質？」「如何分辨用油好壞？」「哪些食材能對腸道產生好菌？」等等。後續還舉辦了「正念飲食宴」、「生酮飲食宴」等多場主題私廚宴，以創意的方式來做好飲食教育。

經過聯安團隊巧思設計，我們將健康飲食與預防醫學巧妙結合，一反冷冰冰、硬梆梆的衛教模式，改用輕鬆無壓力的方式傳遞理念。我相信透過正確飲食習慣，不僅能讓身心更健康，更能改變生命。

言行一致的企業文化：成就百年軟實力

聯安健康廚房開張後，影響力逐漸擴散，從聯安內部員工、受檢客戶、客戶經營的企業、廚房附近商圈的上班族……就像漣漪般，一圈又一圈，受眾不斷往外部擴散。

而這場蔬食餐飲變革，不只改變了我們自身，更引起學術界的矚目，被視為企業成功個案，並被評選成為國際知名商管期刊《組織變革與組織文化》的探討案例。

當時我正就讀台大EMBA，在一次課程討論會上，我分享了聯安健康廚房推動過程如何改變我們的飲食觀，更分享我們在改變客戶和員工觀念的同時，也改變了聯安的組織文化。萬萬沒想到，在台下聆聽我報告的台灣大學管理學院商學研究所陸洛教授，對這場變革深感興趣，主動邀請我是否願意成為她的指導學生。

陸洛教授長年鑽研各大企業組織文化，她對於聯安居然能成功推動健康飲食感到不可置信。所以在我報告後沒多久，陸洛教授主動來聯安進一步訪談，她打算深入了解這場變革的始末。

我記得她跟我們同仁分享時提到，要改變一個人的飲食習慣，就算是一餐都很難，更何況是所有的健檢客戶，而聯安為了推廣一日健檢的示範餐，讓所有受檢者都能在體檢當日體驗一日的健康餐飲，還因此成立聯安健康廚房，這種說到做到的氣魄與決心相當不容易，這當中一定遭遇許多挫折，當中的推廣策略，值得好好研究。

結束訪談後，陸教授有感而發：「一家企業如果要成就百年，靠的就是兩個字：文化，聯安能成功，其中一個重要因素是，領導人以身作則且言行一致，上行下效，整個組織上下一致，推動理念，淬鍊出屬於聯安的企業文化。」

由陸洛教授指導而寫成的「聯安預防醫學機構給你真心的健康守護」研究案，被哈佛商業評論（簡稱HBR）選為二〇一八年頂尖企業成功模式的探討個案，當年HBR在台大個案講堂舉辦的這項論壇，最終只有三家企業個案入選，除了聯安之外，另外兩家都是大型企業，一家是從事3C用品的中國企業小米集團，另一家則是全球製鞋龍頭寶成集團。

陸洛教授在評論中如此寫著：「聯安這家身處競爭激烈紅海中的企業，並非為了因應內、外環境改變的組織存活而變，而是為了落實文化而啟動變革，在推動飲食變革過程中，領導者為求組織創新，如何建立核心團隊、務實管理變革、翻轉營運模式，使組織的願景及核心價值與實際作為一致，使人員、相關決策與願景匹配，創造真實組織文化，是值得探討的頂尖企業成功模式。」

其實聯安始終努力的，只是企業社會責任的付諸行動，推動蔬食健康餐飲變革只是其中一個環節，我們最終的目標，是從個人的生理健康，延伸至心理健康、再擴大到對大地、所有生命的關懷，最終實現大地的預防醫學。

關懷生命、護持大地，實踐大地的預防醫學

從「一日健檢、一日蔬食餐」開始，我們便致力用具體行動實行環保減碳，不只認養小農耕作的友善作物，更陸續舉辦淨灘、植樹、認養山林、減塑等活動，用具體行動護持台灣這塊土地。

所有行動的緣起，多是起源於小小的善念以及對土地的關懷。就舉植樹一事來說吧，開始植樹的起源，是來自於有一年李文雄總經理去紐約旅行時，看到紐約有一家銀行外面貼了一張海報，上面寫著：「Green is not only the color（綠色不只是一種顏色）」，李文雄總經理受到觸動，一查才發現，原來這家銀行計劃在紐約市種植一百萬棵樹。

他回到台灣後以愉快的口氣與我們分享內心的感動，同時感嘆就像我們平時從事人的預防醫學一樣，種樹這件事情，也很符合大地的預防

醫學。

李文雄總經理起了個頭後，行銷部同仁很快接手研究植樹一事，並發現台灣林務局有承辦推廣植樹的業務。林務局的窗口疑惑地問：「你們怎麼想到要推廣種樹呢？」

同仁跟林務局業務人員解釋，一個人的健康不是做完健康檢查就算了，大地也要健康，如此在這塊土地生長的我們，才會真正健康起來。

林務局業務人員聽了，直說：「太好了、太好了，台灣山林的確需要更多人關懷。」經過一番研究，我們選上了尚缺資金挹注的嘉義林務局，更親自到現場探勘。

行銷部主管隨即帶著一位同仁去了一趟嘉義，回來後對我跟李文雄總經理做了一份簡報，報告中提到，嘉義縣大埔鄉林地一帶，是台灣第一大水庫曾文水庫的重要集水地，卻因被濫墾種植淺根檳榔樹，只要大風大雨或颱風一來，大埔村就可能遭受土石流威脅。

也因為生存條件差，所以年輕人都去外地工作謀生了，當地的國小也不易找到正職教師，村裡只剩下老人跟小孩，而孩子窮到連學校營養午餐也付不出來，得靠校長自掏腰包，加上老師流動率過高，學生很沒安全感，學習動機低落，智育成績排行經常是全國倒數。

當地村長即使知道檳榔樹不利水土保持，也無力改變，畢竟檳榔樹是高經濟作物，鄉民只能以此維生度日，嘉義林區管理處也只能設法多種植樹木，維持基本的水土保持功能運作。

偏偏大埔鄉山林位於山坳處，當地資源匱乏、地處偏僻，光是舟車勞頓就令人卻步，根本無法舉辦活動，可以想見很難獲得企業贊助。

所以當時行銷部主管報告時，還特別做了兩地的評估，一是羅東林區管理處，宜蘭距離台北近，適合舉辦企業植樹活動，但較不缺企業贊助；另一則是嘉義林區管理處，這裡是更需要植樹的地方，但路途遙遠，沿途安全性堪憂，不太可能把客戶或員工家屬帶過去，客戶可能也較難對種樹一事產生共鳴。

李文雄總經理只說了一句話：「把樹種在應該種的地方。」至於如何讓客戶認同、體認種樹一事的重要，則可以透過其他方式來進行，不一定非得帶大家到現場。

經過同仁們腦力激盪，來回討論，二〇一四年，「愛樹人計畫」活動登場。我們預計邀請一千六百位客戶一起加入植樹行列，只要來聯安完成全身健檢，我們就會給予一張擁有特殊編號意義的愛樹人小卡，那張小卡上的編號，即代表聯安將在嘉義大埔鄉山林地區為客戶種下一棵樹，並持續養護三年，直到小樹熬過初期艱難可自己長成大樹為止。

同時嘉義林區管理處巡山員會幫忙定期巡守照護，並拍照記錄。巡山員定期花四小時的來回車程上山巡邏植樹地，避免山老鼠破壞，同時刈草除蔓，並在風災後進行檢查和補植，確保愛心樹都能安全成長。

行銷同仁將嘉義林區管理處工作人員定期寄來的小樹生長照片，製作成電子明信片，信中用小樹的語氣寫著：「謝謝你當初認養我，我現在已經長大了，有一百五十公分高……」，再將照片和明信片依據認養編號，一一傳送給認養客戶。明信片持續寄送三年，讓愛心認養者清楚看到樹的變化。

活動推出沒多久，認養名額就幾乎額滿，愛心如潮水般湧入，許許多多客戶給了我們熱情迴響與支持，這也讓我們更加堅定信念，矢志成為大地的預防醫學機構。

由於愛樹人計畫備受好評，於是二〇一五年我們再度與嘉義林務局合作，兩次活動下來，總計種植超過四千棵深根樹種（例如台灣櫸及楓香等樹種），不只取代滿山的檳榔樹，未來更將牢牢抓住土地，做好水土保持，藉由認養照護，讓大地能回歸原始自然樣貌，也為雲嘉南地區居民能擁有清淨水源及安心的居家環境，盡一份心力。

二〇一六年，聯安與長年推廣種樹的慈心有機農業發展基金會攜手合作，啟動為期三年的「綠色長城」計畫。

根據調查發現，台灣森林覆蓋率為百分之六十，且持續上升中，但台灣西部的海岸林卻逐漸減少，主因是台西沿岸全年海風強勁，夏季烈日曝曬，導致土壤保水力不足，另外海水倒灌使土壤鹽化、寸草不生，強烈影響當地生態平衡，加上西部廣設工業區，長年抽取地下水，導致地層下陷，危及當地居民的生命財產安全。

也因此我們決定做此改變，在迫切需要種樹的地區，從雲林台西到台中港海岸區，種下四千棵樹，期盼能為逐年後退的海岸線，築起猶如綠色長城般的屏障，鞏固家園。

我們也將植樹與音樂做結合，當時時大音樂公司發行的一首名為「愛心樹遍人間」的歌曲，我們除了贊助購買，將專輯送給客戶外，更在發行的專輯內附上一顆欒樹的種籽，用更具巧思的方式持續推廣植樹護地球的理念。

後來令人喜出望外的，是有位客戶張先生在某天寫來一封郵件。當年那顆欒樹種籽在他照顧下，慢慢吐出芽、冒出頭，成了小樹苗，種在自家陽台盆栽內，天天細心澆水照料，但經過一段時日卻赫然發現，欒樹好像在「掉頭髮」。看著落下的樹葉，張先生總覺得欒樹似乎並不開心，於是寫信來問我們是否讓欒樹回歸山林？甚至還幫當時的小欒樹拍了照，想讓我們知道小欒樹的近況。

聯安行銷部同仁收到這封郵件後，隨即去請教了慈心有機農業發展基金會的種樹專員，種樹專員提議，可以協助我們將欒樹移往嘉義梅山，讓它回歸山林，自由生長。

於是一場小欒樹回歸山林的儀式，遂在聯安會議室展開。

身形高瘦的張先生捧著欒樹，就像慈父般，將孩子交託出去，他對著種樹專員說：「我正式將小欒交給你了。」

小欒樹移居到嘉義梅山，且種樹專員定期會上山巡看，定期拍照傳回給我們，我們也會再轉傳給張先生看，讓他放心——他的樹孩子正一年年健康成長。

幾年後，小欒樹已然成為那片山林中的一部分，與大地一起共榮生活著，而這段美好愛樹人計畫的插曲，也深深觸動了同仁的心，藉由這類事件，大家慢慢理解到，聯安不只是一家預防醫學機構，更是一個善的平台，串起一顆顆良善之心。

除此之外，我們也經常舉辦員工活動，帶員工、家屬與企業健檢夥伴們在假日去種樹、淨灘。

二〇一七那年，機構內共有一百一十五名員工與親友自願在假日參與淨灘，浩浩蕩蕩兩台遊覽車、六台小客車，最長八十五歲、最年輕僅兩歲的幼兒，歡天喜地前往新北市萬里海邊。

在狂勁海風吹拂下，不論男女老少、不分職等部門，每個人都彎下腰，拿起鏟子挖洞、灑肥料，放入小樹苗，才一個多小時就種下一千七百棵樹，有個小朋友很自豪、很開心地說，他自己一個人就種了十多棵樹。

彎下腰除了種樹，也撿拾海灘上的垃圾，近年來，台灣海岸受到極大破壞，不僅海岸線後移，原本浪漫的沙灘更是滿目瘡痍，大大小小的垃圾像礙眼黑點般，毀了一張漂亮臉蛋。

眾志成城，我們一百多人就分頭清理，一一撿起散亂在沙灘上的垃圾，小到吸管、打火機、塑膠瓶、保麗龍、玻璃瓶罐，大到金屬廢棄物、漁網、破敗的冰箱等等，景象令人怵目驚心，連小孩子看了都忍不住童言童語地說：「垃圾多到好像要撿一兩年才撿得完。」

種樹、淨灘，眾人合力幫大地恢復健康，疲憊但內心卻充滿了無限的喜悅。抬起身來，撫著有點痠疼的腰，看著恢復乾淨的沙灘，像是一張潔白無瑕的大地容顏，再望過去，看著一株株充滿生命力的小樹苗，在風中佇立，想像這些小樹苗在未來，終將成為阻擋東北季風的防風林，內心不禁澎湃了起來。

台灣樹王賴桑曾經說：「種樹，不只是種樹，是種下對未來的希望、時間與快樂。」我看著眼前一百多位橫跨老中青三代的同行友伴，一個個笑逐顏開，不論年紀大小，在大自然崇高力量面前，我們都像個孩童般，充滿赤子之心，想為這浩瀚蒼穹盡份棉薄之力。

1 日健檢的結束，
是 364 天健康管理的開始（小巨蛋）

生命是無限的，聯安做為一個善的平台，每個小小善舉，最後終能像水滴般，流入無垠大海，合而為一，再成為無限善的漣漪，持續往外擴展，最終生生不息。

善的行銷，讓愛的預防醫學生生不息

聯安預防醫學機構　行銷部經理　蔡佩芬

我記得是聯安二十周年的時候吧，當時的李文雄總經理便定調了聯安作為一家企業所應善盡的社會企業責任——關懷生命、護持大地，期許我們關懷生命的範圍能從小愛走向大愛，不只關懷個人身體健康，更從個人擴展到企業團體並進一步推展到天地中的萬事萬物。

加之聯安不少客戶為企業經營者、高階經理人，因此若我們能夠成功將這樣的觀念介紹給客戶、並受採用，豈不是讓聯安不只是一家健檢機構，更能成為一個善的平台，進一步推廣善的理念。

沿著這個思考，行銷在進行活動規劃時，也脫離以前做活動時的慣性思維，而是關注如何真正達到「關懷生命、護持大地」。於是，推廣有機、蔬食、減塑等對人好、對大地更好的活動便自然而然成了我們關注的主軸，這幾年我們致力於透過減碳蔬食、支持友善耕種、種樹造林等行動，實踐大地的預防醫學，以期達成我們對大地的承諾。

舉例來說，為了推廣客戶認同、多吃有機蔬食，行銷於是擘劃了與有機小農合作的活動，提供當時來體檢者有免費有機蔬果箱體驗的機會，蔬果箱則由聯安分別聯繫小農，準備一周份的蔬果讓客戶體驗，並附上各個小農的資訊，讓客戶在蔬果箱體驗後，能有管道繼續購買好吃又營養的蔬菜。兼具了推廣有機理念、讓客戶享受健康蔬食以及幫助有銷售困難的小農等三項優點的共好活動大受客戶歡迎，卻也只是我們行動的一環。

後續我們更進一步透過贊助企業「一月一蔬食」的方式，讓飲食營養教育落實職場；員工們也自發性參與、響應淘汰一次性餐飲用具，落實無痕飲食；更攜家帶眷到萬里海邊種樹淨灘……種種行為，不僅是為實踐聯安的諾言，更是為了讓愛的預防醫學生生不息。

說實在的，我也從未想過，原來工作能被賦予這麼多的意義，能夠有如此溫暖的情誼，我想，這些年聯安真真的成了善的平台，不僅支持善念、更落實善念，讓「關懷生命、護持大地」不再僅是口號，而是生活的一部分。

永續發展，有機健康新生活

三十年前，聯安因看見人的需要而創業，三十年後，這個事業證明，有一個事業可以創造三贏，客戶、員工、社會，全都是贏家。

聯安預防醫學機構同仁們一起守護的，不只是善念，更創造了一個「win win win」，以人為出發的多贏事業，數十萬名來聯安得到身心靈健康的客戶贏了，在有愛的企業中成長的聯安幾百名員工贏了，整個社會也因預防醫學的正向發展也都贏了。

一九九三到現今，聯安走過三十年，留下寶貴的無形資產：一個堅持初衷與善念的預防醫學事業，一個可長可久的產業，這是聯安最重要的競爭力，也是繼續往前走的主要動力。

回顧這三十年，聯安從無到有，從一間只有幾位員工的診所到現在已經有三家診所，員工將近兩百名，還創設了健康廚房及聯安健康事業股份有限公司，並承擔起企業社會責任，每年服務數以萬計的客戶，營運成效年年攀升，在穩定中成長。我不斷思索，未來還可以如何與聯安同仁們一起將大地的預防醫學徹底落實到每一天？

最終我寫下了「永續」二字。期許未來，機構與同仁都能沿著健康永續、大地健康永續、機構善念永續、進步想法永續的概念立身立心、開展行動。

而若要永續實現，便要於日常生活中實行最到位的個人與大地預防醫學，正因生活是全面性的，要獲得健康，做法也得全方位，用心於每一天之中。

我希望每位員工都能在機構開心工作，不只專業上再提升，心靈上也能感到富足與豐收。

我希望每位客戶來做一日健檢、嘗試一日蔬食餐點、喝有機茶後，回到家中的三百六十四天，天天依然都能獲得陪伴與照顧，懂得正確攝取營養、適當運動，一旦出現亞健康症狀可及早介入，避免日後發展成疾病，維持身心健康。

這也是為何聯安堅持以高成本、持續提供「1＋364永續健康新生活」全方位的預防醫學服務模式，協助客戶找健康，而不是找疾病，透過營養師、醫師、護理師組成的團隊，提供最專業且完整的健康資訊，幫客戶做好每一天的健康管理。

從關心員工健康、客戶健康，逐步提升至關心大地健康，回顧聯安的三十年，我很高興一路走來，我們始終如一。不論是整地造林的環保行動，喝茶護水庫、復育樹蛙或透過支持在地有機小農、推動有機、減碳蔬食餐點等等，都是希望能守護大地，讓美好家園能永續長存。

我覺得，永續代表一種責任，對自己、對員工、對客戶負起一份責任，日復一日、年復一年，期許自己不斷精進、持續成長，也因為有這樣的自我期許，就不會只看短線，或隨時有落跑心態。全心全意只有一個念頭：如何把事情做得更臻於完美。

永續，也代表「永」遠都會有連「續」的祝福，用最美麗的眼睛，送禮物給自己身邊的每一個人，希望彼此都能日日安好、健康每一天。展望未來，希望機構與同仁都能更完美、完善、完整，竭盡所能。

為了更進步的預防醫學，為了全民更全面的健康，為了這塊土地更

1 日健檢的結束，
是 364 天健康管理的開始（小巨蛋）

美好的未來，聯安將持續成為一個造善的平台，用生命去影響更多生命，守護所有人的健康。

感恩這三十年來，陪伴著我們成長的一切人、事、物，是你們成就了我們，聯安會不忘初衷，繼續努力。

聯安未來三十，走向精準個人化預防醫學

聯安預防醫學機構　總院長　鄭乃源醫師

過去三十年的時間，聯安致力跳脫傳統醫學將健康檢查定義為找出疾病的觀念，轉而著重亞健康族群的預防醫學。從「1+364健康管理」的理念出發，將原先找疾病的健康檢查，升級成找健康的健康管理，並結合預防醫學的觀念，希望從源頭協助民眾找健康、早健康。

但是現在回頭看來，由於早期預防醫學的觀念尚未普及，因此仍有不少民眾是在亞疾病——也就是已經產生疾病了，卻尚未

呈現出來的狀態才來健檢，並透過各式各樣的儀器設備，比如超音波、電腦斷層、腸胃鏡來進行檢測，直到聯安引進功能醫學，著重於預防的概念，加上時代風氣的變遷，預防醫學才慢慢開始興起。

立基於此，聯安未來的三十年，必定得在此基礎上，讓更多民眾接受預防醫學的觀念，比如與生物醫學的研究方向、大數據及人工智慧領域的發展緊密結合，透過人工智慧大數據的預測，輔助我們更快了解客戶可能的健康走向，乃至於客戶有需要治療時，預測不同藥物、營養素對健康的發展等等。才能進一步積極推動早健康，真正落實亞健康族群的疾病預防與恢復健康。

聯安歷年大事紀

年代	大事紀
一九九三年	● 於東帝士大樓，成立全台第一家以美式健檢為號召的健檢機構。 ● 健檢空間約三百坪。首創「一日健檢」服務，六小時高效率健檢。 ● 推出健檢人性化觀念，打造醫檢分離具生命力的健檢環境。
二〇〇〇年	● 搬遷至松德路，健檢空間擴大至六百坪。 ● 建立全國第一套結合「身、心、體能三合一健檢」。 ● 推出「個人化健檢服務」，量身打造健檢項目。 ● 成立「功能醫學中心」，將健檢觀念推向二十一世紀預防醫學。 ● 導入「無痛內視鏡」服務，讓檢查沒有恐懼。 ● 推出企業員工健檢服務，協助打造企業健康競爭力。
二〇〇九年	● 搬遷至南京東路，打造一千坪個人自費健檢、企業員工健檢分流空間。

二〇一〇年

- 推出醫學新思維「一日健檢的結束，是三百六十四天健康管理的開始」。
- 成立聯欣診所，提供高資產健康管理全年服務。
- 提供腸胃鏡息肉切除服務。

二〇一一年

- 認養坪林有機茶園：守護翡翠水庫上游乾淨水源及翡翠樹蛙物種。
- 獨家研發「人體動畫健檢報告解說系統」。
- 五月全面推動早餐更改為有機蔬食料理，同年七月，首創「一日健檢、一日蔬食餐」環保減碳又健康。

二〇一二年

- 強調健康內外兼修：成立聯青診所，跨足醫美領域。
- 成立二十周年，定調企業社會責任發展理念「關懷生命 護持大地」。

二〇一三年

- 獲醫策會健康檢查品質認證。

二〇一四年

● 舉辦系列職場健康促進交誼會，提升台灣職場競爭力。
● 推廣大地預防醫學，發起「愛樹人造林計劃」，於嘉義種下逾三千兩百棵愛心樹。
● 成立聯陽管顧，提供整廠輸出高端健檢中心顧問服務。
● 提出「找健康、早健康」的觀念，呼籲民眾重視改善亞健康的生活型態。

二〇一五年

● 健檢品質獲國際 ISO 9001：2008 認證。
● 榮獲「台灣國際醫療服務」醫療機構。
● 舉辦「幸福時刻二日營」，照顧聯安員工的身心靈健康。

二〇一六年

● 榮獲財團法人全國認證基金會（TAF）認證。
● 推動「綠色長城計劃」，邀請企業健檢公司共同守護台灣海岸線，於雲林台西種下兩千棵海岸樹苗。
● 舉辦「關愛教育一日營」，落實企業使命——從關心自己開始，進而關心他

二〇一七年

人、關心環境及所有的生命。

● 與福智文教基金會和台北市衛生局合辦第一屆「醫師幸福一日營」，注入醫護環境正能量。

● 加入公道企業聯盟，推動「慈悲、幸福、誠實、綠色、成長」五德，帶動社會善心與正面能量。

● 協力贊助瑞信兒童醫療基金會舉辦「2016 HAPPY RUN幸福水漾陪伴兒童醫齊跑」公益路跑。

● 聯青診所導入整合醫學服務，以全人觀點提供亞健康管理。

● 三月成立聯安健康廚房，提供有機蔬食餐食、綠食育等服務，讓健康管理從餐桌開始。

● 舉辦「心旅程一日營」，倡導心靈健康，從心找到快樂健康之鑰。

● 持續推廣綠色長城計畫，認養台西海岸造林活動，種下一千棵海岸樹苗。

● 舉辦「植樹淨灘」活動，到萬里海邊淨灘、種下防風固沙的海岸樹。

二〇一八年

- 將國際飲食新觀念——正念飲食引入台灣，提供全新健康選擇。
- 與康健雜誌合作，舉辦二〇一八聯安預防醫學機構，大師健康論壇「正念飲食，健康覺醒」。
- 結合精準醫療概念，首推「精準基因健檢方案」，將預防醫學更往前推進。
- 加入免廢暢飲的先鋒一百企業，與慈心基金會共同開啟聯安的「減塑新生活」。
- 舉辦「不塑」員工創意運動會，以行動來實踐減少一次性塑膠用品。
- 贊助「台中港綠色長城」計畫，種下一千棵樹，讓海岸林永續發展。

二〇一九年

- 率先引進已通過FDA、CFDA、TFDA醫療認證的「新世代心肺耦合睡眠檢測（CPC）」儀器，推動睡眠醫學。
- 與福智文教基金會和台北市衛生局合辦第二屆「醫師幸福一日營」。
- 推動「飲食蔬醒」減碳運動，邀企業共創企業永續、員工健康雙贏新篇章。

- 內部全面推動減塑，不使用一次性拖鞋，改為環保可重複使用的消毒拖鞋。

二〇二〇年

- 協力贊助瑞信兒童醫療基金會舉辦「2020 HAPPY RUN 幸福水漾陪伴兒童醫齊跑」公益路跑、病童生日卡祝福活動。
- 健檢業首創睡眠結合健檢，將心肺耦合居家睡眠檢測納入健檢方案，推出「睡眠健檢方案」。
- 增設企業臨場服務，為企業健檢提供更完整的職場健康服務。

二〇二一年

- 協力贊助瑞信兒童醫療基金會聖誕禮物歡樂列車及病童生日卡活動。
- 與伊甸基金會合作「健康慢老 × 蔬醒美好記憶」捐餐傳愛活動。
- 與弘道老人福利基金會合作「2021 年爺奶 Color Walk 活力向前走」活動
- 內部舉辦「疫起吃蔬食，為台灣祝福」活動，引導以正向行動，照顧身心健康。
- 因應高齡社會來臨，呼籲重視失智議題，第二季領先業界引進新檢項「全腦神經年齡磁振造影檢查」，推出全腦精準健檢方案。

二〇二二年

- 聯青診所開設整合醫學自費門診，以全人的醫學新觀點，解析民眾健康。
- 與弘道老人福利基金會合作「2022年爺奶Color Walk活力向前走」活動。
- 協力贊助瑞信兒童醫療基金會「2022 HAPPY RUN幸福水漾陪伴兒童醫齊跑」公益路跑、聖誕禮物歡樂列車。
- 五月全面升級改版全系列健檢方案，領先業界率先納入sdLDL、ApoA1 + ApoB + ApoB/ApoA1等新穎心血管膽固醇品質指標。
- 瞄準精準醫療，將腸道菌基因檢測結合健檢，推出黃金腸健菌方案。

二〇二三年

- 舉辦「聯安海洋保衛隊」活動，架設海洋減塑網站，以數位互動形式，推動全公司共同減碳兩千九百一十六公斤。
- 贊助弘道老人福利基金會「2023年爺奶Color Walk勇敢不懼，肌發熱情」活動。
- 以整合醫學觀點，結合聯青診所，推出腸道抗發炎——特約功能醫學健檢門診方案，延伸健檢後的服務。

二〇二四年

- 以三十年健檢數據為基礎，功能醫學醫師及營養師共同研發，推出聯安醫研系列保健食品。
- 聯安健康商店十二月正式開幕，由預防醫學專家嚴選健康好物。
- 健診品質獲國際 ISO 9001：2015 認證。
- 贊助台灣大學綠領農學市集活動，並拍攝影片共同呼籲減塑讓地球永續
- 贊助慈心基金會「bb 減塑大集合—角落怪塑 Bye Bye」活動，並受邀擔任領航企業，推廣減塑。

健檢數據發表：歷年記者會大事紀

年代	記者會主題
二〇〇六年	● 愛兒入「骨」打好「肌」礎：透視扁平足迷思。 ● 永保三十五歲 Man Power 三部曲：揭開男性荷爾蒙奧祕。 ● 解開食物密碼，避免禍從口入。 ● 「十女九痔不自知」，熟女最易忽略的健康問題：聯安預防醫學機構提出方「便」寶典。
二〇〇七年	● 壯年台商更「心」苦！較台灣同齡人士心血管疾病及中風風險高近一成 ● 壓力炸彈什麼時候引爆？檢視高階經理人壓力蹺蹺板。聯安預防醫學機構，關心高階主管潛在健康危機。 ● 勞工節大調查：四十一至五十歲男性上班族最肝苦。聯安預防醫學機構呼籲上班族，肝臟檢測要套餐不要單點。 ● 小腹突出不一定是肥胖所致！？非肥胖性小腹：小心骨盆前傾作祟。

二〇〇八年

- 上陸五年腸胃健康掉一成，台商「食」在要謹慎！每季回台保養成趨勢，1+364天健康管理新時代。
- 動脈未老先衰，四成熟男變硬漢。動脈平均超齡二十四歲，罹患心血管疾病機率高四倍！
- 中高階主管運動播不到「氧」處百分之六十五心肺耐力不佳，體能活動消耗低於標準五倍。

二〇〇九年

- 逾六成民眾面臨「食」油危機。MDA指數差，高血壓、動脈硬化找上門
- 六、七年級生，腸道健康「痔」「息」。九成國人腸道健康異常！息肉三年翻一倍！

二〇一〇年

- 重量級人士，每兩人就有一人有腸息肉，逾六成腸癌患者BMI異常
- 台灣「奧少年」：三十八歲年紀六十三歲體力！青壯男心血管疾病與死亡風險大增。METs：預防醫學先行指標為健康把關。

二〇一二年

● 近七成上班族，不自覺腸胃異常！聯安呼籲：腸息肉再發現率逾二成，莫輕忽腸胃問題。

二〇一三年

● 大腸癌高居癌症第一，國人腸道異常關鍵字揭密。

● 「菜 eat 零」一年吃不到三顆高麗菜，三十出頭驚罹腸癌！

二〇一四年

● 聯安二十年上班族生活型態與健康問題發現：脂肪肝比例二十年飆十八倍。

二〇一五年

● 腸鏡檢查到終點就是健康的起點。

● 防曬包緊緊，八成上班族維生素 D 不足！心血管風險高一點五倍！

二〇一六年

● 七成民眾甲狀腺健康異常，女性更要三碘不漏。

● 台灣胃食道逆流亞洲之冠，六成民眾無症狀感。

二〇一七年

- 「腸腦軸線」新腸識：顧腸道＝顧大腦。新十大食物過敏原排行，少吃保腸又健腦。
- 年輕人抗壓行不行？健檢數據大公開「真抗壓」還是「硬ㄍㄧㄥ」？一口唾液＋抽血立馬知。

二〇一八年

- 國人營養大缺乏，維生素E、C、A佔前三，心血管疾病、慢性病、癌症跟著來。最新檢測「抗氧化維生素分析」一驗就知。
- 台灣男性不Man了！？睪固酮偏低三年增二點八倍。肥胖、代謝症候群、心血管疾病風險高：最新功能醫學「男性荷爾蒙分析」一驗就知。

二〇二〇年

- 新十大食物過敏原排行：蛋白、蛋黃、花生佔前三，過敏不擾、腸胃自然好。「器官＋功能」檢查才完整。

二〇二三年

- 聯安八年十二萬筆健康大數據公布：八成七民眾維生素D不足或缺乏！陷

免疫、骨鬆與癌症風險。

● 聯安診所五年二萬三千筆膽固醇大數據公布：台灣逾半數民眾膽固醇過高！心血管指數也有假正常！？隱性高風險族群高達百分之十二。醫籲：預防醫學新觀念，膽固醇看數值，更要看品質。

聯安三十：以獨特的柔軟學與共好文化，開創全民健檢新世代

2024年5月初版　定價：新臺幣480元

口　述　曾碧娟
撰　稿　林芝安
採訪協力　蔡毓芳
叢書主編　李佳姍
校對協力　蔡佩芬
　　　　　周正宜
　　　　　蔡毓芳
　　　　　林佳穎
整體設計　兒日

協同口述
王松惠、林博松、洪育忠、施奕仲、馮美玉、曾斐敬
楊建華、蔡佩芬、蔡佳純、鄭乃源、盧瑩慧、謝勤燕
顏佐樺、蘇聖傑、蘇璧麗（依姓氏筆劃順序排列）

副總編輯　陳逸華
總編輯　涂豐恩
總經理　陳芝宇
社　長　羅國俊
發行人　林載爵

出版者　聯經出版事業股份有限公司
地　址　新北市汐止區大同路一段369號1樓
叢書主編電話　(02)86925588轉5395
台北聯經書房　台北市新生南路三段94號
電　話　(02)23620308
郵政劃撥帳戶第0100559-3號
郵撥電話　(02)23620308
印刷者　文聯彩色製版有限公司
總經銷　聯合發行股份有限公司
發行所　新北市新店區寶橋路235巷6弄6號2樓
電　話　(02)29178022

行政院新聞局出版事業登記證局版臺業字第0130號

本書如有缺頁，破損，倒裝請寄回台北聯經書房更換。　ISBN 978-957-08-7379-5 (軟精裝)
聯經網址：www.linkingbooks.com.tw
電子信箱：linking@udngroup.com

國家圖書館出版品預行編目資料

聯安三十：以獨特的柔軟學與共好文化，開創全民健檢新世代/曾碧娟、林芝安著．蔡毓芳採訪協力．初版．新北市．聯經．2024年5月．272面．17×23公分
ISBN　978-957-08-7379-5（軟精裝）

1.CST：聯安預防醫學機構　2.CST：健康檢查　3.CST：企業管理

412.51　　113005886